歯科衛生士のための

禁煙支援

ガイドブック

尾﨑哲則
埴岡　隆　編著

医歯薬出版株式会社

●編　集（五十音順）
　尾﨑　哲則　　日本大学客員教授
　埴岡　　隆　　宝塚医療大学保健医療学部口腔保健学科教授

●執　筆（執筆順）
　尾﨑　哲則　　日本大学客員教授
　大和　　浩　　産業医科大学産業生態科学研究所健康開発科学研究室教授
　宮﨑　恭一　　一般社団法人日本禁煙学会理事・総務委員長
　小島　美樹　　梅花女子大学看護保健学部口腔保健学科教授
　稲垣　幸司　　愛知学院大学短期大学部歯科衛生学科教授
　髙阪　利美　　愛知学院大学特任教授
　柴原　孝彦　　東京歯科大学名誉教授・口腔外科客員教授
　日野出大輔　　徳島大学大学院医歯薬学研究部口腔保健衛生学分野教授
　埴岡　　隆　　宝塚医療大学保健医療学部口腔保健学科教授
　吉田　直之　　結核予防会複十字病院呼吸ケアリハビリセンター長
　飯田　真美　　地方独立行政法人岐阜県総合医療センター副院長兼内科部長
　望月友美子　　独立行政法人国立がん研究センターがん対策情報センターたばこ政策研究部部長
　青山　　旬　　明海大学保健医療学部非常勤講師
　中村　正和　　公益社団法人地域医療振興協会ヘルスプロモーション研究センター長
　田野　ルミ　　国立保健医療科学院生涯健康研究部上席主任研究官
　大津　良恵　　元沖電気工業株式会社健康推進室マネージャ
　北田　雅子　　札幌学院大学人文学部教授
　阿部　眞弓　　元東京女子医科大学呼吸器内科・禁煙外来／特定非営利活動法人禁煙ネット理事長
　中村　　靖　　医療法人社団メタセコイアFMC東京クリニック理事長・院長

●協　力
　磯村　　毅　　予防医療研究所代表／トヨタ記念病院禁煙外来
　加濃　正人　　新中川病院内科・神経科・禁煙外来

This book was originally published in Japanese
under the title of :

SHIKAEISEISHI-NO TAME-NO
KINENSHIEN GAIDO BUKKU
— Non-smoking support guidebook for Dental Hygienists

Editors :
OZAKI, Tetsunori et al.
OZAKI, Tetsunori
Professor, Department of Dentistry,
NIHON University.

Ⓒ 2013　1st ed.

ISHIYAKU PUBLISHERS, INC.
　7-10, Honkomagome 1 chome, Bunkyo-ku,
　Tokyo 113-8612, Japan

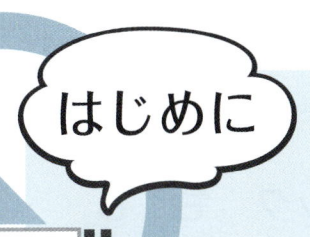

はじめに

―本書発行までの経緯―

　健康日本21（第2次）に示されるように，喫煙は大きな健康課題となってきています．当然，タバコの入口である口を担当している歯科領域でも大きな課題ですが，わが国では，歯科職種向けのタバコおよび禁煙に関して系統的に書かれた書籍はほとんどない状況です．

　一方，歯科衛生士業務のなかでの健康支援に関する分野は，この数年目覚ましい速度で拡大しています．歯科疾患にかかわる生活習慣健康支援についても同様となりました．そして，歯科衛生士の歯科臨床の現場での禁煙支援は当然のことと考えられるようになり，歯科衛生士国家試験にも出題されるようになりました．そして，教育の現場からは，歯科衛生士学生が，禁煙について基本的な事項を学ぶためのテキストが要望されるようになりました．

　さらに，海外での歯科領域からの禁煙支援の普及や教育状況を調査し，わが国の現状を考慮して，日本口腔衛生学会を中心にいくつかの学会が，共同して歯科医学教育での禁煙支援の必要性を掲げるようになりました．

　以上の経緯の下に，本書を発行することになりました．本書は，歯科衛生士学生が学ぶ禁煙支援に必要な知識及び考え方をまとめたものです．しかし，歯科衛生士あるいは歯科医師が，臨床の現場で一般的な禁煙支援をする際にも十分な内容になっています．また，著者は，歯科医師・歯科衛生士に限らず，医師・保健師・薬剤師ら禁煙支援を実際に行い，社会に対しても禁煙の重要性を提言されている方々です．

―本書の構成と使い方―

　本書は，①タバコに対する基本的な知識，②喫煙が人体に及ぼす影響・健康被害（歯科領域と医科領域），③禁煙支援をするにあたっての行動科学，④禁煙支援の実際，そして⑤ライフステージ・環境別における禁煙支援，という順になっています．どこの部分から読んでもよいようにしてあります．たとえば，「禁煙支援の方法」を学ぶにあたり，禁煙支援の実際から入っていって，その理論的な補強をするために，行動科学と健康被害の部分を読み進めることもできます．しかし，肝心なことはどの順番でもよいですが，全部の章に目を通してください．禁煙支援は科学的なものであり，それを支えている社会のシステムについても知っておく必要があるためです．

　先にも述べましたように，歯科衛生士学生が学ぶことを前提にしていますので，参考文献には，学習を進めるのに必要なもののいくつかしか掲載されていません．そのため，さらに深く知りたい方は，参考文献を参照しさらなるリテラシーをしてください．

　また，できる限り本文を簡便にするために，重複しないように全体をまとめました．さらに，用語解説やコラムをつくり，本文の解説をわかりやすくしました．

　歯科からの健康支援（歯科保健指導）は，歯科診療のもつ特性から反復繰り返されるものですし，日常生活に身近なものが多いなど，禁煙支援には適したものと考えています．より多くの歯科衛生士が，歯科臨床の場で禁煙支援にかかわれることを強く望みます．

2013年3月

尾﨑　哲則

歯科衛生士のための禁煙支援ガイドブック　もくじ

はじめに

I編　タバコを知る ……………………………………………………………………… 1

1章　タバコの科学 ……………………………………………………… 2
Ⅰ．タバコから発生する3つの煙 ……………………………………… 2
Ⅱ．タバコ煙に含まれる有害物質 ……………………………………… 2
Ⅲ．主流煙と副流煙の有害性の比較 …………………………………… 2

2章　薬物としてのタバコ ……………………………………………… 4
Ⅰ．タバコの主成分（タバコの葉の成分）―ニコチン― …………… 4
Ⅱ．ニコチンの薬理作用と代謝 ………………………………………… 4
Ⅲ．ニコチンの毒性と誤飲事故 ………………………………………… 5
Ⅳ．タバコは毒の缶詰（タバコの煙の成分）………………………… 5
Ⅴ．依存性の証明 ………………………………………………………… 6

3章　タバコと口腔（疫学とメカニズム）…………………………… 8
Ⅰ．齲蝕とタバコ ………………………………………………………… 8
1．能動喫煙と齲蝕の疫学　8／2．受動喫煙と齲蝕の疫学　8／3．タバコ煙の曝露による齲蝕感受性の増加に関与する生物学的経路　9
Ⅱ．歯周病とタバコ ……………………………………………………… 10
1．喫煙の口腔への影響―口腔としての特色―　10／2．喫煙の歯周組織への影響　10／3．受動喫煙と歯周病との関係　12
Ⅲ．口腔粘膜とタバコ（無煙タバコを含む）………………………… 13
1．口腔粘膜の特徴　13／2．タバコの口腔粘膜への影響　14／3．口腔がんについて　14／4．タバコと口腔がん　15／5．口腔外科の立場から望むこと　16
Ⅳ．インプラント治療とタバコ ………………………………………… 17
1．はじめに　17／2．インプラント治療に関与するリスクファクター　17／3．インプラント治療と喫煙との因果関係　17／4．関連学会によるインプラント治療指針と喫煙　18／5．疫学研究の結果をどのように歯科保健指導に活用するか？　18
Ⅴ．歯の喪失・口臭その他の口腔症状とタバコ ……………………… 19
1．歯の喪失　19／2．口臭（タバコ臭）　20／3．その他の口腔症状　21

4章　タバコと全身 ……………………………………………………… 23
Ⅰ．呼吸器疾患とタバコ ………………………………………………… 23
1．喫煙が呼吸器へ及ぼす影響　23／2．COPDとは　23／3．日本におけるCOPDの動向　24／4．COPDにおける問題点　24
Ⅱ．その他とタバコ ……………………………………………………… 26
1．全身に及ぶ喫煙の健康被害―寿命の短縮―　26／2．喫煙とがん　27／3．喫

煙と心血管疾患，脳卒中などの血管病 28 ／ 4．喫煙と糖尿病，脂質異常症，メタボリックシンドローム 28 ／ 5．喫煙と消化器疾患 29 ／ 6．喫煙と女性の疾患 29 ／ 7．喫煙と男性不妊症 30 ／ 8．喫煙と精神神経疾患 30 ／ 9．周術期における喫煙の影響 30

5章　タバコと社会 ……………………………………………………………………… 31
Ⅰ．法律的側面 ……………………………………………………………………… 31
1．タバコ法制の沿革 31 ／ 2．健康施策としてのタバコに関する法律 33 ／ 3．わが国の課題と保健医療従事者としての役割 33
Ⅱ．喫煙の歯科医療費に与える影響 ……………………………………………… 34
1．喫煙による歯周疾患治療の超過医療費 34 ／ 2．喫煙による歯の喪失に伴う欠損補綴の超過医療費 34 ／ 3．喫煙による歯科における超過医療費 34

Ⅱ編　動機付け支援 ……………………………………………………………………… 35

1章　動機付け支援 ……………………………………………………………………… 36
Ⅰ．動機付けの機会―歯科受診― ………………………………………………… 36
Ⅱ．喫煙ステージ別の対応 ………………………………………………………… 36
Ⅲ．動機付けの内容（5つのR） …………………………………………………… 37

2章　動機付け面接 ……………………………………………………………………… 39
Ⅰ．歯科衛生士が行う禁煙支援に必要な動機付け面接技法 …………………… 39
1．動機付け面接とは 39 ／ 2．日常臨床を振り返ると… 39 ／ 3．動機付け面接の基本的考え方 41 ／ 4．動機付け面接の基本戦略―共感的応答（OARS）― 42 ／ 5．動機付け面接のトレーニングの重要性 45

3章　口腔症状との関連付け …………………………………………………………… 46
Ⅰ．関連付けの基本 ………………………………………………………………… 46
Ⅱ．関連付けの実際 ………………………………………………………………… 46
1．歯周病の治療を受ける患者 47 ／ 2．抜歯処置，欠損部の補綴を受ける患者 49 ／ 3．その他の歯科治療を受ける患者 50 ／ 4．熟年の喫煙患者 51 ／ 5．若年の喫煙患者 51 ／ 6．二次喫煙 52

Ⅲ編　禁煙支援 …………………………………………………………………………… 53

1章　行動変容―行動科学理論と禁煙支援― ………………………………………… 54
Ⅰ．行動科学とは …………………………………………………………………… 54
Ⅱ．行動科学における代表的な理論やモデル …………………………………… 54
1．オペラント学習理論 54 ／ 2．社会的学習理論（社会的認知理論） 55 ／ 3．健康信念モデル（ヘルス・ビリーフ・モデル） 57 ／ 4．保健行動のシーソーモデル 58 ／ 5．行動変容段階モデル―喫煙ステージ― 59
Ⅲ．行動療法に基づく健康支援の方法 …………………………………………… 60
1．行動療法とは 60 ／ 2．行動療法のプロセス 60
Ⅳ．行動科学の保健指導・健康教育への必要性 ………………………………… 62

2章　禁煙支援の方法 ……………………………………………………63
 Ⅰ．はじめに …………………………………………………………63
 Ⅱ．診療の機会を活用した禁煙導入の方法 …………………………63
  1．禁煙の重要性を伝える　63／2．禁煙の解決策を提案する　64／3．動機の高まった喫煙者への禁煙支援のポイント　65／4．禁煙継続のためのフォローアップと体重コントロール　66

3章　歯科での禁煙支援の実際 …………………………………………68
 Ⅰ．歯科臨床における禁煙支援 ………………………………………68
  1．歯科受診喫煙者の特徴　68／2．歯科保健指導としての禁煙支援　68／3．歯科での禁煙支援の基本的な流れ　69
 Ⅱ．禁煙の意志や実行段階に応じた支援法 …………………………70
  1．禁煙の意志がない患者への支援（動機付け支援）　70／2．禁煙の意志がある患者への支援（実行支援）　71／3．禁煙を開始した患者への支援（維持支援）　72

4章　禁煙治療と健康保険制度 …………………………………………73
 Ⅰ．わが国の健康保険制度の基本的な考え方 ………………………73
 Ⅱ．ニコチン依存症としての禁煙治療 ………………………………73
 Ⅲ．歯科診療での禁煙支援の位置付け ………………………………74
 Ⅳ．これからの健康保険での禁煙支援と歯科 ………………………75
 Ⅴ．歯科衛生士が禁煙支援を行う意義―研究データより― ………75

5章　職域看護職から歯科衛生士に期待するもの ……………………77
 Ⅰ．職域における喫煙対策 ……………………………………………77
 Ⅱ．喫煙ステージにあわせた禁煙支援 ………………………………77
  1．無関心期の社員への支援　77／2．関心期の社員への支援　78
 Ⅲ．歯科における禁煙支援について …………………………………78

Ⅳ編　ライフステージと禁煙支援・防煙教育 ……………………………79

1章　学齢期 ………………………………………………………………80
 Ⅰ．学齢期で防煙教育（喫煙防止教育）を行う意味 ………………80
 Ⅱ．学齢期での喫煙への関心と特徴 …………………………………80
 Ⅲ．学校現場での位置付け ……………………………………………81
  1．学校の正規の授業で　81／2．学校での生活指導として　81
 Ⅳ．歯科診療での防煙教育の進め方 …………………………………82
  1．受動喫煙防止から　82／2．能動喫煙防止に向けて　82

2章　青年期 ………………………………………………………………83
 Ⅰ．はじめに …………………………………………………………83
 Ⅱ．大学生の喫煙行動とその関連要因 ………………………………83
 Ⅲ．環境の禁煙化―大学はキャンパスの敷地内禁煙が必須― ……83
 Ⅳ．喫煙防止教育・禁煙教育 …………………………………………85

3章　成人期 88
Ⅰ．職域と家庭環境の喫煙状況と禁煙支援 88
1．職場と公共施設の受動喫煙防止対策の強化　88／2．家庭における喫煙禁止も有効な禁煙啓発　89
Ⅱ．成人期の喫煙者への喫煙介入 91
1．働く人への喫煙介入　91／2．具体的な禁煙支援　92
Ⅲ．歯科衛生士が行う成人への喫煙介入のヒント 94

4章　妊産婦期 96
Ⅰ．妊産婦期の特殊性 96
Ⅱ．妊産婦期の禁煙支援・防煙教育の実際 96
1．禁煙実践の目標はいつか　96／2．禁煙支援のために何が必要か　97／3．この時期の特殊性と課題　97

5章　壮年期以降 99
Ⅰ．口腔症状 99
Ⅱ．全身への影響 99
Ⅲ．二次喫煙（受動喫煙） 100
Ⅳ．生活のなかでの関心事 100
Ⅴ．禁煙の効果 101

付．タバコ煙と喫煙の分類

コラム
- 副流煙はなぜ青い？喫煙者の歯の裏はなぜ黒い？（大和　浩）　3
- タバコ依存のメカニズムの証明（宮﨑恭一）　7
- 妊娠中の喫煙は子どもの齲蝕を増加させる？（小島美樹）　9
- 禁煙治療・支援のための指導者向けWEB学習教材（中村正和）　72
- クイットライン（無料の禁煙電話相談）（小島美樹）　76
- 禁煙達成者へのごほうび（大津良恵）　78
- "マイルド"というタバコパッケージの変更とFCTCとの関係（北田雅子）　87
- タバコに含まれる添加物─メンソールの甘い罠─（北田雅子）　87
- 加熱式タバコも有害です（大和　浩）　92
- 呼吸器科医のつぶやき─歯科からの喫煙介入のメリット─（阿部眞弓）　95
- 産科外来の問診からみえること（中村　靖）　98
- 日本でも流行する兆しの電子タバコへの対応（埴岡　隆）　101
- 受動喫煙防止で心臓発作が減少（飯田真美）　102
- 世界唯一タバコのない国"ブータン王国"国王の英断にアッパレ！（稲垣幸司）　102
- タバコの煙も微小粒子状物質（PM2.5）です！（大和　浩）　103

＊本書の写真はすべて許諾を得て掲載しています

執筆分担

I編
- 1章 …………………… 大和　浩
- 2章 …………………… 宮﨑恭一
- 3章
  - I …………………… 小島美樹
  - II ………… 稲垣幸司・高阪利美
  - III ………………… 柴原孝彦
  - IV ………………… 日野出大輔
  - V …………………… 埴岡　隆
- 4章
  - I …………………… 吉田直之
  - II …………………… 飯田真美
- 5章
  - I ………………… 望月友美子
  - II …………………… 青山　旬

II編
- 1章 …………………… 埴岡　隆
- 2章 …………………… 稲垣幸司
- 3章 …………………… 埴岡　隆

III編
- 1章 …………………… 中村正和
- 2章 …………………… 中村正和
- 3章 …………………… 小島美樹
- 4章
  - I～IV ……………… 尾﨑哲則
  - V …………………… 田野ルミ
- 5章 …………………… 大津良恵

IV編
- 1章 …………………… 尾﨑哲則
- 2章 …………………… 北田雅子
- 3章
  - I …………………… 大和　浩
  - II・III ……………… 阿部眞弓
- 4章 …………………… 中村　靖
- 5章 …………………… 埴岡　隆

I編
タバコを知る

1章 タバコの科学

I タバコから発生する3つの煙

　本人が肺に吸引する煙を主流煙，タバコの先端から立ち上る煙を副流煙と呼ぶことはよく知られている．主流煙の一部は喫煙者の肺に沈着せずに口から吐き出され吐出煙となる．
　受動喫煙とは，副流煙と吐出煙の混合物を，非喫煙者が自らの意志と関係なく吸わされることである．受動喫煙についても有害であることがわかり，大きな社会問題となっている．

II タバコ煙に含まれる有害物質

　タバコに限らず草木や肉，魚，また，石炭や石油などの化石燃料が燃えることで煙（ガスと粒子の混合物）が発生する．特にタバコには防腐剤や保湿剤，メンソールなどの香料，肺でのニコチン吸収を高めるアンモニアなど約600種類の化学物質が添加されており，その燃焼によって約4,000種類の化学物質が発生する．アルデヒド類，多環芳香族炭化水素類，ダイオキシン類，カドミウムなどの重金属，活性酸素種や一酸化炭素など約200種類の有害物質のなかには，64種類以上の発がん性物質も含まれている[1]．これらの有害物質や発がん性物質は肺の深部の肺胞まで達し，肺胞の表面に沈着して吸収され（一部は吐出煙として排出），血液により全身を循環する．
　喫煙者だけでなく，長期間にわたって受動喫煙に曝露された非喫煙者も全身のがん，心筋梗塞，糖尿病などのリスクが高くなる．

III 主流煙と副流煙の有害性の比較

　タバコを吸煙する際に大量の空気が供給されるので，タバコの先端部分は約900℃の高温になり，赤くなって燃焼する．一方，灰皿でくすぶるタバコは600℃

前後の低い温度で燃焼しているため有害物質が熱分解されず，副流煙に含まれる有害物質の濃度は主流煙よりも数倍〜数十倍も高い値になる．そのため，「受動喫煙のほうが有害」と誤解される場合も多いようである．しかし，喫煙者と非喫煙者で比較すれば，大量の主流煙を直接吸引し，かつ，副流煙が漂う場所で長い時間を過ごす喫煙者のほうが多大な影響を受ける．つまり，「健康障害の程度は喫煙者のほうが大きいが，同じ有害物質を吸入させられる受動喫煙でも喫煙関連疾患が発生する」という説明が妥当である．

2013年から始まった健康日本21（第二次）に関する資料では，わが国の死因の第1位は喫煙により発生するがん，循環器疾患，呼吸器疾患であり，年間に12万8,900人と推計されている．また，2010年に国立がん研究センターからは，受動喫煙による肺がんと循環器疾患で死亡する非喫煙者は6,800人と推測されている．これらの数値が喫煙者と非喫煙者の健康被害の大きさの比較に役立つと考えられる．

ちなみに，副流煙に含まれるアンモニアの濃度は主流煙よりも40倍以上高いため，目にしみたり，上気道を刺激する作用が強い．気管支喘息の患者では，発作を誘発する原因にもなる．

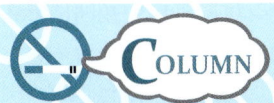

副流煙はなぜ青い？喫煙者の歯の裏はなぜ黒い？

　木漏れ日や暗い部屋で掃除をすると光の筋が白くみえるのは，空中の微粒子が光を乱反射するからです．

　「紫煙」と表現されるように副流煙が青紫にみえるのは，その粒子径が約0.1〜0.4μmと小さいため，可視光線のなかで短い波長の青い光だけを反射するからです（空が青くみえるのと同じ現象）．一方，吐出煙は肺のなかで水分を吸収して粒子径が約2倍以上に膨張し，すべての色調を反射して白くみえます（雲が白くみえるのと同じ現象）．

　空中に浮遊している状態では，青紫や白にみえるタバコ煙ですが，その正体はミスト状のタール（油滴）です．口にティッシュを押し付けて吐出煙を吹きかけると，粒子が捕集されてタール色に汚れることで確認できます．喫煙者の歯の裏が黒くなるのは，タールがこびりつくからです．喫煙室の壁もタールが大量に付着すると，台所の換気扇の油汚れと同じようにベタベタします．喫煙者の衣服や口臭がタバコ臭いのは，衣服の繊維や気管の粘膜に付着したタールから，ガス成分が揮発し続けるからです．

2章 薬物としてのタバコ

I タバコの主成分（タバコの葉の成分）−ニコチン−

> **ニコチン**
> ニコチンの名前は，1550年にタバコ種をパリに持ち帰ったフランスの駐ポルトガル大使ジャン・ニコ（1530〜1600年）に由来する．

タバコは，ナス科植物ニコチアナ属のニコチアナ・タバクムで，主にアルカロイドとしてニコチンとそのグループであるノルニコチン，ミオスミン，アナバシンなどを含む．これらの物質はタバコの根でつくられ，葉のなかに貯蔵される．

ニコチンは「毒物および劇物取締法」により毒物として指定され，揮発性がある無色の油状液体である．主にタバコの葉に含まれる天然由来の物質で，即効性の非常に強い神経毒性をもつ．半数致死量は，人において 0.5〜1.0mg/kg と猛毒で，その毒性はふぐ毒（テトロドトキシン）の 2 倍に匹敵する．ほぼすべての生物に対して毒性を発揮する．

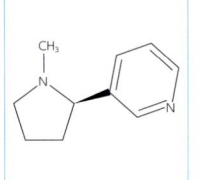

ニコチン
($C_{10}H_{14}N_2$)

II ニコチンの薬理作用と代謝

ニコチンは，主に中枢神経および末梢に存在するニコチン性アセチルコリン受容体（nAChR）に作用することで，薬理作用を現すと考えられている．中枢神経においてnAChRは広範囲に分布しているため，ニコチンは脳の広い範囲に影響を与える．中脳の腹側被蓋野，側座核などのnAChRにニコチンが結合すると，直接的あるいはグルタミン酸の放出を介してドーパミン系神経の脱抑制を起こす．ドーパミン神経系は，快の感覚を個体に与えるため，強化行動を引き起こす．この依存性形成のメカニズムは，ほかの依存性薬物（コカイン，ヘロイン，アンフェタミンなど）と同じとされるが，半数致死量の低さと他細胞系への薬理作用の点から麻薬とはされていない．

> **コカイン，ヘロイン**
> 米国では通称としてコカインやヘロインをハード・ドラッグと呼び，タバコやアルコールをソフト・ドラッグと呼んでいる．

ニコチンは末梢においては，中枢神経からの間接的な作用と末梢のnAChRに作用することで，毛細血管を収縮させ，血圧が上昇し，縮瞳，悪心，嘔吐，下痢などを引き起こす．中毒性があり，通常量でも頭痛，心臓障害，不眠，苛立ちを感じるなどの症状，過量投与では嘔吐，振戦，痙攣，死亡を引き起こす．

ニコチンは体内で急速に代謝され，コチニンとなって主に尿中から排泄される．ニコチンの血中半減期（血中濃度が半分になる時間）が約 2 時間であるのに対し，

> **半数致死量**
> 物質の急性毒性の指標．投与した動物の半数が死亡する用量のこと．

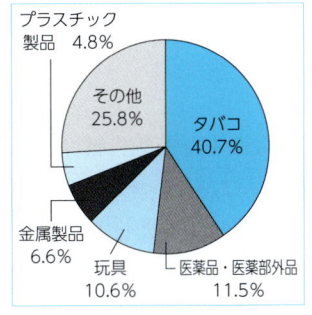

図Ⅰ-2-1　小児の誤飲事故の原因製品（平成15年度）
（平成15年度家庭用品に係る健康被害病院モニター報告より）

コチニンの血中半減期は30時間以上と長いが，コチニン自体に毒性はない．

 ## ニコチンの毒性と誤飲事故

　ニコチン液として体内に入れた場合，60kgの大人はピース3本（ニコチン60mg）で死亡する可能性があり，小児では半分の吸い殻を食べて死亡することもある．小児の誤飲事故は乳児（特に生後6〜11か月）に集中しており，平成15年度モニター調査では，211件で報告例の61.4％，12〜17か月の幼児（98件）とあわせると報告例の88.3％を占めている．モニター報告を開始して以来，タバコは小児の誤飲事故の原因製品，第1位を占めている（図Ⅰ-2-1）．タバコの誤飲は，急性ニコチン中毒を引き起こすことがあり，タバコが溶け込んでいる液体を誤って飲んだ場合は，体内に吸収される時間が早いため，さらに危険となる．
　タバコや灰皿は，乳児の手が届かないところに保管するなど，取扱いや置き場所に細心の注意を払うことが必要である．

 ## タバコは毒の缶詰（タバコの煙の成分）

　タバコはニコチンの猛毒を避けるため，煙として吸うようになったと考えられるが，煙としてみえる部分（粒子相）にニコチンやタールがあり，代表的な発がん性物質として，ベンゾ（α）ピレンやベンゼン，放射性物質ポロニウム210，カドミウム化合物などを含む．気相にはジメチルニトロサミン，アクロレイン，シアン化合物，アンモニア，一酸化炭素など有害物質を含んでいる．タバコの葉には4,000種類の化学物質が含まれており，そのうち200種類が毒性をもち，60種類以上に発がん性がみられる．
　タバコはどのように扱われても毒性が強い植物である．

V 依存性の証明

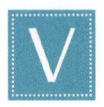

タバコの特徴は依存性があることで，1988 年の米国公衆衛生総監報告書「タバコと健康」（図 I -2-2）以来，肉体的な依存と精神的な依存があるといわれている．

厚生労働省では，「2010 年 2 月末より開催されている『21 世紀のたばこ対策検討会』の趣旨は，喫煙者の"個人の嗜好"あるいは非喫煙者の"不快・ストレス"という感情論に基づいて，相互理解と自主的取組みを促進するという啓発普及にとどまっていた従来のタバコ対策に対し，今後は能動喫煙や受動喫煙の害の根底に"ニコチンの依存性"と"タバコ煙の有害性"があるという科学的根拠に基づく議論を行い，リスク管理の視点から適切な管理方策を検討することにある」と述べている．さらに，これまでの検討会の議論では，「世の中にはタバコのほかにも危険なものはある」や「ニコチンの依存性はほかの依存性薬物より弱い」などの意見も出されたが，タバコと健康の問題においては，この依存性と有害性がタバコ製品（タバコの使用）そのものに内在し，切り放すことができないことにこそ留意しなければならない．

「薬物依存とは，生体と薬物の相互作用の結果生じる，特定の精神的，時にまた身体的状態をあわせていう．特定の状態とは，ある薬物の精神効果を体験するため，また，時には退薬による苦痛から逃れるために，その薬物を継続的あるいは周期的に摂取したいという強迫的欲求を常に伴う行動やその他の反応によって特徴付けられる状態をいう．耐性はみられることもみられないこともある．1 人のものが 1 つ以上の薬物に依存することもある」という WHO による薬物依存の定義は，そのままタバコにあてはまる．

また，タバコのリスクは種々の致死性の要因と比べて極めて大きく，喫煙者の年間死亡率は 10 万人あたり 700 人，生涯リスクでみると，喫煙者の 2 人に 1 人は喫煙により早死にすることが推定されている．受動喫煙による死亡も，環境基準における 10 万人に 1 人（10^{-5}）を 1,000 倍上回ると指摘している．

このようにタバコと健康の問題を捉え直してみると，栄養，運動，休養などほかの生活習慣の並びで取り上げられることの多い喫煙習慣が，依存性において特殊なものであることがわかる．生活習慣病対策として喫煙の問題に取り組む場合，有害性に関する従来からの啓発普及に加え，今後は依存性を中心に据えた対策もますま

1	紙巻たばことその他のたばこ製品には依存性がある
2	ニコチンが依存性の原因となるたばこに含まれる薬物である
3	たばこ依存を決定する薬理学的行動学的過程は，ヘロインやコカインのような薬物への依存を決定する過程と類似している

（厚生労働省最新たばこ情報）

図 I -2-2　米国公衆衛生総監報告書　1988 年の主要な結論

表 I-2-1　薬物の依存性比較表

	身体的な害		依存性の害	
	急性	慢性	精神的依存性	身体的依存性
ヘロイン	2.8	2.5	3	3
コカイン	2	2	2.8	1.3
バルビツール塩酸	2.3	1.9	2.2	1.8
アルコール	1.9	2.4	1.9	1.6
ベンゾジアゼピン	1.5	1.7	2.1	1.8
アンフェタミン（覚醒剤）	1.3	1.8	1.9	1.1
タバコ	0.9	2.9	2.6	1.8
大麻	0.9	2.1	1.7	0.8
LSD	1.7	1.4	1.1	0.3

(The Lancet-Vol.369, Issue 9566, Pages 1047-1053. より)

す重要となる．

　タバコにはヘロイン，コカインに次ぐ精神的依存性（表 I-2-1）があり，慢性疾患の温床ともなるので，厚生労働省もスマートライフプロジェクトと命名して，2013 年より 10 年間の健康指針の目玉として取り組もうとしている．

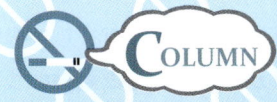

COLUMN　タバコ依存のメカニズムの証明

　タバコは当初依存性が証明されず，やめようと思えばすぐやめられるといわれていましたが米国で 1970 年代に，「タバコに依存性があるため，やめたくてもやめられず肺がんになってしまった」という訴訟が起きました．フィリップ・モリス社はニコチンに依存性がないことを証明するため，1981 年に科学者ビクター・デノーブル氏を雇用し，動物実験を開始させました．
　デノーブル氏はマウスの脳に直接ニコチンが注入できる装置を発明し，まずヘロインで実験をしました．ヘロインでは思惑通り，マウスは要求するボタンをたたき続けたので，ニコチンも同じようになるのかどうか実験をすると，マウスはすぐにボタンをたたくのをやめてしまいました．デノーブル氏は「タバコは依存性がないのではないか」との思いと，喫煙者が依存性を訴えるというギャップに悩んだ末，タバコを吸うステップをもう一度考え直したところ単純な失敗に気が付きました．それは人間がタバコを吸う場合，まず 1 本から始めて，少しずつ本数が増え，いつの間にか 20 本になるという具合ですが，実験ではマウスの体重に対して一度に多量のニコチンを投与していたということです．そこで，ニコチン量を最初の実験の 1/10 にしてみると，マウスは突然ボタンをヘロイン並みにたたき出したのです．
　このようにデノーブル氏は会社の期待に反して，ニコチンに依存性があることを証明してしまいました．フィリップ・モリス社は，その結果を不服として，学会で発表することを止めただけではなく，彼を解雇し，すべての資料をだまして没収しました．しかし，科学者である妻が機転を利かせて，実験のスライドを別の場所に保管していたため，米国議会で証言をして，フィリップ・モリス社がタバコの害に関する裁判で負けるきっかけをつくったのです．

3章 タバコと口腔（疫学とメカニズム）

I 齲蝕とタバコ

1. 能動喫煙と齲蝕の疫学

　喫煙者は非喫煙者に比べて齲蝕が多いという報告は1950年代よりみられる．しかし，2000年頃まで，喫煙と齲蝕との関連は喫煙の直接的な影響によるものではなく，喫煙と齲蝕の両方に関連するほかの要因の影響による見かけ上の関連ではないかと考えられていた．たとえば，社会経済水準や教育水準が低い集団では，喫煙率が高く齲蝕有病率も高い．また，喫煙者の多くは健康意識が低く，口腔衛生状態も不良になりやすいというものである．

　近年の疫学研究では，齲蝕と関連性の高い口腔清掃や社会経済要因などの影響を考慮した解析法を用いて，喫煙と根面齲蝕および歯冠部齲蝕との関連性を示している．根面齲蝕は40歳代以降に急増するが，喫煙により歯肉の付着が喪失して根面が露出することにより，その発症リスクが高まる可能性がある．歯冠部齲蝕については，若年世代の喫煙者においては非喫煙者に比べて1.7～5.3倍齲蝕になりやすい．

> **能動喫煙**
> 喫煙者本人がタバコの煙を吸うこと．

2. 受動喫煙と齲蝕の疫学

　受動喫煙は小児の健康に多くの影響を与えるが，近年，日本，米国，欧州を中心に，受動喫煙が幼児期や10歳代での齲蝕と関連するという研究報告がある．これらの疫学研究においても，口腔清掃の状態，フッ化物の使用，間食の頻度，教育や経済状態，歯科受診など，小児の齲蝕と深く関連する要因を考慮した解析が行われている．受動喫煙を受ける小児は，受けない小児に比べて1.1～3.4倍齲蝕になりやすい．永久歯齲蝕よりも乳歯齲蝕との関連性が強く，受動喫煙の曝露レベルが大きいほど，乳歯齲蝕になりやすい．また，小児と接する時間が長いと考えられる母親の喫煙の影響が特に大きいため，家庭内喫煙者が禁煙することにより受動喫煙を受ける機会が減少した小児では，乳歯齲蝕の発症リスクはわずかに減少する．

> **受動喫煙**
> 他人が吸っているタバコの煙を吸いこむこと．二次喫煙ともいう．

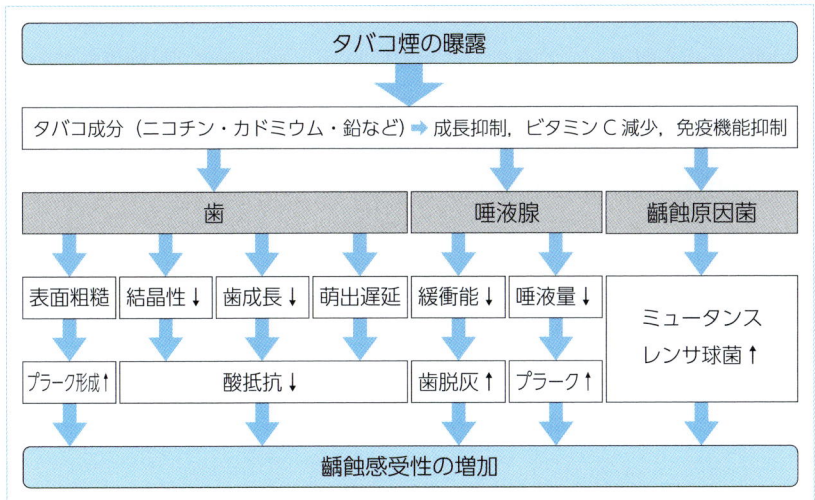

図 I-3-1　タバコ煙の曝露による齲蝕感受性の増加の推定経路

3. タバコ煙の曝露による齲蝕感受性の増加に関与する生物学的経路（図 I-3-1）

　能動喫煙や受動喫煙と齲蝕の関連メカニズムはまだ十分解明されていないが，タバコ煙が歯，唾液腺，齲蝕原因菌に影響することにより，齲蝕感受性を高めることを示唆する生物学的経路がいくつか推定されている．

　タバコ煙に含まれるカドミウムや鉛，ニコチンは歯質の結晶化を阻害する．その結果，歯面が粗糙となり，プラーク（歯垢）定着の促進と酸抵抗性の低下につながる．

　また，小児において受動喫煙による成長抑制に伴い歯の萌出や形成の遅延が起こり，酸産生の環境が整った時期には，エナメル質の成熟度が低い歯が萌出する可能性がある．

　さらにカドミウムは，唾液腺を障害して唾液流量を減少させる．また，喫煙者では唾液緩衝能や唾液中の抗菌唾液成分の濃度の低下が認められる．このような唾液の変化は，歯の脱灰やプラーク形成を促進する．

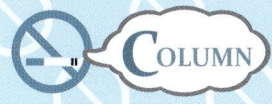 妊娠中の喫煙は子どもの齲蝕を増加させる？

　妊娠中に喫煙していた母親の子どもは，喫煙しない母親の子どもと比較して乳歯齲蝕が多いという報告があります．これは，乳歯の歯胚形成や石灰化は妊娠中期に開始されるため，この時期に母親が喫煙すると，胎児もタバコの有害物質の曝露を受けることになり，エナメル質や象牙質の正常な形成が抑制されると推定されます．妊娠中に喫煙している女性は，出産後も喫煙を継続することが多く，その子どもは生まれてからもタバコの曝露を受けることになり，さらに齲蝕を増やす可能性が高くなります．

　歯科を受診する妊産婦には，本人の健康のみならず，子どもの質のよい歯をつくるためにも禁煙をすすめることが必要です．

タバコ煙曝露による血清中ビタミンC濃度の低下や免疫機能の抑制は，齲蝕原因菌を増加させる要因として働く．動物実験やin vitro研究（試験管内での実験）では，ニコチンによるミュータンスレンサ球菌の成長促進が実証されている．
　糖摂取については，喫煙者の不健康な生活習慣が，喫煙者自身やその子どもの糖摂取や間食の増加に間接的に影響する．

II 歯周病とタバコ

1. 喫煙の口腔への影響―口腔としての特色―

　タバコ煙が最初に通過する口腔は，喫煙の悪影響が貯留する器官になる．すなわち，口腔，特に歯周組織への影響は，口腔に貯留，通過するタバコ煙による直接的影響と血液を介した間接的影響の双方がかかわる[2)〜7)]．
　タバコ煙と接触する歯肉や口腔粘膜は，皮膚と同じように，重層扁平上皮で覆われている．そのため，タバコ煙の影響は，上皮の厚さやその直下の粘膜下組織に分布する血管の分布度に依存する．一般的に，歯肉は角化し，口腔粘膜の上皮は，口腔底，舌下，口唇，歯槽粘膜で薄く，硬口蓋や舌背で厚くなっている．特に口腔底粘膜は，物質透過性が高く，薬剤の迅速な吸収を期待して，薬剤の舌下錠が使用されていることから，タバコ煙の影響を受けやすいことになる[2), 3), 5), 7)]．

1）ニコチンの代謝―ニコチンとコチニン*―

　末梢血中のニコチンは肝臓で代謝され，代謝産物のコチニンとなり，腎臓から残存している一部のニコチンとともに尿中に排泄される．体内でのニコチンの血中半減期は20〜30分であるが，コチニンは30時間以上と長く，組織に対して長時間停滞する．コチニンは，喫煙者では唾液や歯肉溝滲出液中に検出されることも報告されている．したがって，ニコチンは喫煙後の比較的早い時間に唾液に溶解し，その後，歯肉上皮や口腔粘膜から吸収される．

> **コチニン**
> ニコチンの代謝産物で，血中半減期が長い．尿中コチニンの測定は，小児や妊婦の受動喫煙の診断に用いられる．また，唾液においてもコチニンは検出され，一般的には能動喫煙の判定に用いる．

2. 喫煙の歯周組織への影響

　喫煙直後，ニコチンの末梢血管系への影響として，ニコチンの血管収縮作用により歯肉上皮下毛細血管網の血流量の減少，ヘモグロビン量および酸素飽和度の低下を起こす．一方，歯周ポケット上皮側は，血流量や歯肉溝滲出液量の増加がみられる．しかし，長期間の喫煙により，炎症歯肉の出血や歯肉溝滲出液量の減少をきたしてくる．そのため，臨床的には，歯周ポケットが深く進行した歯周炎であっても，プロービング時の歯肉出血（BOP：Bleeding on probing）が少なく，歯肉メラニン色素沈着もあり，歯肉の炎症症状がわかりにくいことが多いため（表I-3-1）[5), 6)]，

歯周病喫煙患者においては，疾患の発症や進行の自覚を遅らせることになる．

喫煙者では，BOP が少ないが，歯周炎の罹患率が高く，プロービングデプス（PD：Probing depth），アタッチメントレベル（AL：Attachment-level），歯槽骨吸収がともに大きく，重度である（図I-3-2, 図I-3-3）[5)〜7)]．

さらに，喫煙がこのように歯周組織の破壊に関連するのは，喫煙の免疫機能に与える影響と前述の微少循環系に与える影響にある（図I-3-4）．すなわち，喫煙は，感染防御を担う正常な宿主応答の傷害作用と宿主防御反応を過剰に刺激し，健康組織を破壊する作用の両面がある．

末梢血中の好中球（多形核白血球）数は能動喫煙，受動喫煙で増加し，遊走能（走化性）も亢進し，組織局所への炎症細胞の過剰集積が考えられる．貪食能については，能動喫煙では末梢血および唾液中で低下する．また，ニコチンが，病原微生物などを認識し，接触，付着などの一連の貪食運動の際に関与する好中球の細胞表面レセプター＊を減少させている可能性も指摘されている．また，粘膜面での局所免疫に関与する免疫グロブリン A（IgA），細菌やウイルス，薬物に対して生体反応を示す免疫グロブリン G（IgG）の低下ももたらす．

生体への侵入をはかる歯周病原細菌などの抗原に対する抗体産生の役割を担っているリンパ球に関しては，重度の喫煙者で末梢血の抗体産生を助ける CD ヘルパー T 細胞（CD4 細胞）が減少したり，抗体産生能力の低下を示唆する報告がある[5),6)]．喫煙者では，炎症性サイトカインである TNF-α が，歯肉溝滲出液中で亢進していること，ニコチンによるマクロファージからの IL-1 や PGE_2 の産生亢進作用があ

> **レセプター**
> 受容体のこと．細胞に存在して，刺激を認識し，細胞に応答を誘起するタンパク質．

表I-3-1　喫煙の歯周組織への影響

歯周病態	喫煙の影響
歯肉炎	・歯肉炎症やプロービング時の歯肉出血の低下
歯周炎	・歯周炎の罹患率の増加 ・プロービングデプス，アタッチメントレベル，歯槽骨吸収の増加 ・根分岐部病変の罹患増加 ・プロービング時の歯肉出血の低下 ・重度な歯周炎の増加 ・歯の喪失

1	歯肉辺縁部の線維性の肥厚
2	重症度と比較して，歯肉の発赤，腫脹，浮腫が軽度
3	プラーク，歯石の沈着量と病態が一致しない
4	同年代の非喫煙者の歯周炎と比較して病態が重度
5	歯面の着色
6	歯肉のメラニン色素沈着

＊日本歯周病学会の歯周病分類[9)] によると，喫煙関連歯周炎（periodontitis associated with smoking）と診断される．
（沼部幸博：歯周組織に対する喫煙の影響．日歯周誌．45：133-141, 2003. より）

図I-3-2　喫煙者特有の歯周病所見

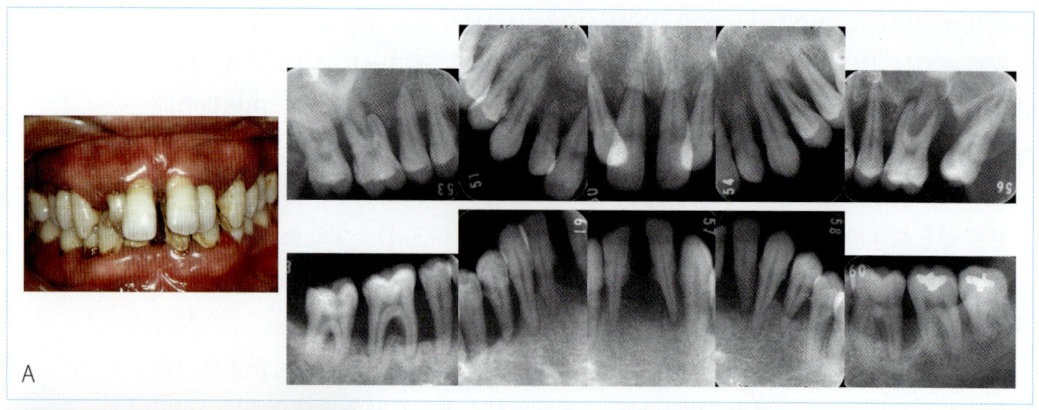
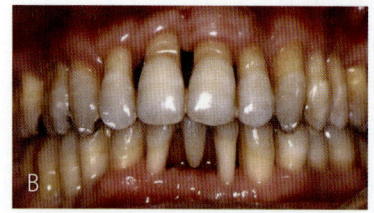
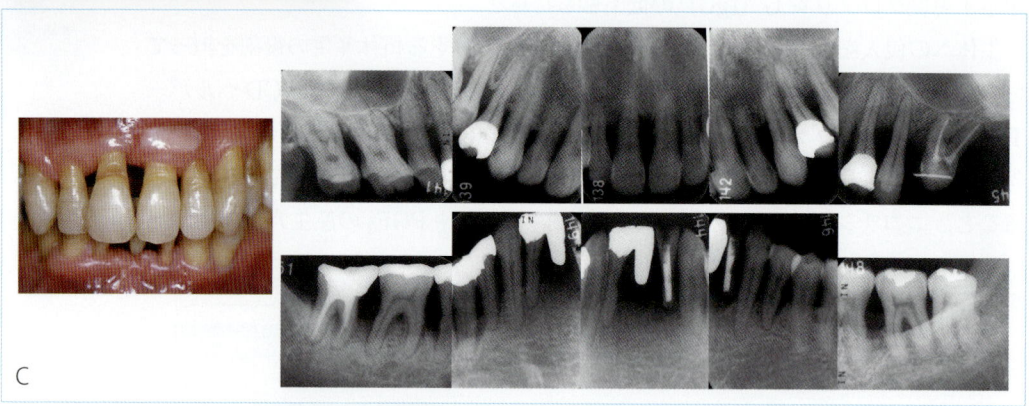

図Ⅰ-3-3 喫煙者特有の歯周病所見の典型症例
A： 40歳の男性．喫煙（1日20本，20歳より）を伴う高度な侵襲性歯周炎患者初診時の口腔内写真とエックス線写真（1983年4月）．喫煙に起因して歯周組織の高度な破壊が進行していた．また，健診で糖尿病の精査を促されていた．
B： 禁煙から1年6か月後の口腔内写真．禁酒，禁煙を実施し，矯正治療を含めた歯周治療を行い，歯肉メラニン色素沈着は消失し，歯周組織は著しく改善された．
C： 禁煙から約22年後の口腔内写真とエックス線写真．糖尿病を発症することなく，著しく破壊されていた歯槽骨も改善し，良好に経過している．

ることから，喫煙が歯槽骨吸収の進行に関与していることも考えられる[4)～8)]．

3．受動喫煙と歯周病との関係

　米国と日本の調査結果によると，受動喫煙により歯周病のリスクが高まることが明らかである（表Ⅰ-3-2）．

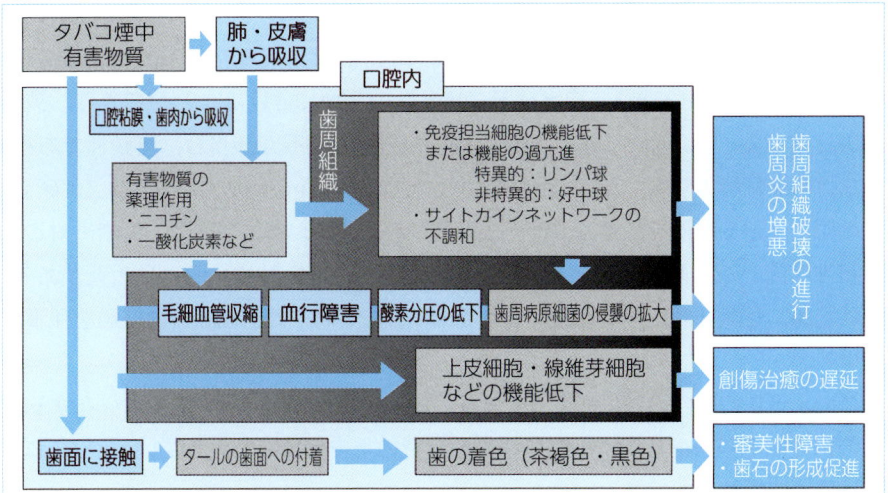

図 I-3-4　喫煙が歯周組織に与える影響

表 I-3-2　受動喫煙の歯周病への影響についての報告

報告者/報告年	調査期間・対象者・国	対象	関連性の評価結果
Arbes et al. 2001	1988〜1994年 ・第3回米国保健栄養調査・米国	6,611名 (18歳以上)	家庭や職場で副流煙にさらされている成人非喫煙者（受動喫煙）の歯周病のリスクが57%上昇 （補正したオッズ比（OR）1.57, 95%信頼区間（CI）1.15-2.16）
Yamamoto et al. 2005	2003年・大阪の勤労者・日本	273名 (男性236名,女性37名,18〜62歳)	歯周炎のリスクは，受動喫煙により3倍 （補正した OR 2.9, 95% CI 1.1-7.8）
Erdemir et al. 2010	期間不明・大学病院の小児歯科通院患者・トルコ	小児109名 (6〜12歳,平均9.9歳)	GI, PD, BOP には有意な差異はなかったが，CAL において，受動喫煙曝露群が，わずかに，より有意なロスをしていた
Sanders et al. 2011	1987〜1989年 1996〜1998年 ・アテローム性動脈硬化に関する研究・米国	2,739名 (53〜74歳)	歯周炎のリスクは，受動喫煙の曝露が週25時間以内では30%上昇 （補正した OR 1.3, 95% CI 1.0-1.7） 曝露が週26時間以上では，2倍 （補正した OR 2.0, 95% CI 1.2-3.4）
Ueno et al. 2015	1990年, 2005年・多目的コホートに基づくがん予防など健康の維持・増進に役立つエビデンスの構築に関する研究（JPHC研究）・日本	1,164名 (男性552名,女性612名)	男性では，喫煙者の歯周病のリスクは受動喫煙経験のない非喫煙者の約3.3倍 重度の歯周病へのリスク： 　家庭のみで受動喫煙経験のある非喫煙者では約3.1倍 　家庭および家庭以外の場所で受動喫煙経験のある非喫煙者では約3.6倍

PD：歯周ポケットの深さ（プロービングデプス），BOP：歯周組織診査時のプローブによる歯肉出血，
CAL：付着の喪失（クリニカルアタッチメントレベル）

口腔粘膜とタバコ（無煙タバコを含む）

1．口腔粘膜の特徴

　口腔粘膜は，皮膚とともに重層扁平上皮に分類される．皮膚は毛根，汗腺などの

付属器官を含み，粘膜には唾液腺などの分泌器官が多く存在しているため，形態的そして構造的にも大きく異なっている．口腔粘膜は被覆粘膜（全口腔粘膜の60％），咀嚼粘膜（25％），特殊粘膜（15％）の3つに分けることができる．被覆粘膜は軟口蓋，舌下面，口底，歯槽粘膜，口唇，頬粘膜が該当し，可動性である．上皮は咀嚼粘膜より厚いが，角化していないため軟らかい．一方，咀嚼粘膜は硬く，咀嚼時に圧迫や摩擦を受ける歯肉，硬口蓋が該当する．機械的刺激，褥瘡に対して抵抗性は高いが，伸展性がなく，角化層が明確である．特殊粘膜には舌背がある．糸状乳頭，茸状乳頭，葉状乳頭，有郭乳頭で被覆され，豊富な脈管神経叢を保護している．

このように口腔内の部位によって上皮の厚さが異なり，粘膜下組織に分布する血管の密度にも差がある．すなわち口蓋や舌背の上皮は厚く角化しているが，口底，舌下部，口唇で菲薄である．

2．タバコの口腔粘膜への影響

喫煙の影響については多くの研究が行われ，タバコの煙に含まれる約4,000種類の化学物質のなかに発がんのイニシエーターおよびプロモーターとなる物質が存在することも明らかとなっている．特にベンゾピレンやニトロサミンといった発がん性物質または発がん前駆物質が同定され，これらの成分が喫煙によって気管と肺へ吸引されるのみならず，皮膚と粘膜からも吸収されることが報告された[8]．さらに両者の吸収には大きな差がある．また，アルコールとの相乗作用もあり，ワインに匹敵する（エタノール12％濃度）酒類の摂取が，最もタバコ成分の吸収を早めるとの報告もある[9]．

タバコの口腔粘膜への直接的な曝露も生物学的性格を変える要因と考えられている．ニコチンには，末梢血管の収縮や血流を低下させる作用があり，口腔内では，歯周組織を含む口腔粘膜にその影響が顕著にみられる．ニコチンによる歯肉や頬粘膜の血流量の慢性的な低下に一酸化炭素による酸素飽和度の低下が加わると，粘膜の硬化がみられ，白板症様の所見を呈することがある．口腔粘膜は一律な構造ではなく，特に口底，舌下あるいは頬粘膜の被覆上皮は軟らかく透過性が高いので，タバコの直接的な影響を極めて受けやすい．

ガムタバコ*の場合，タバコ成分が最も貯留するのは口底，舌下面，頬粘膜で，ここからタバコ成分が極めて迅速に効率よく体内に吸収される可能性がある．

3．口腔がんについて

わが国における口腔がん罹患数は，1975年には2,100人，2005年には6,900人であったが，2015年には7,800人になると予測されている．これは，全がんの約

> ガムタバコ
> スウェーデンから入ってきた形状がガム状である噛みタバコの一種で，健康被害は噛みタバコ同様である．

1〜2％，全頭頸部がんの約40％を占めている．年齢調整による口腔がん患者の男女比は3：2と男性に多く，年齢的には60歳代に最も多い傾向がある．人口の高齢化に伴って口腔がん罹患数も増加している[10]．

国際的には，喫煙と飲酒の両方を嗜好する国において口腔がん罹患率が高い．特に南アジア諸国では全がんの約30％を口腔がんが占めている．これは檳榔子（ビンロウジュ）などの嚙みタバコによる習慣が原因と考えられており，インドにおける口腔がん患者は全人口の0.5〜5％で，250万人に達する．

口腔がんの危険因子としては，喫煙，飲酒，慢性の機械的刺激，食事などの化学的刺激，炎症による口腔粘膜の障害，ウイルス感染，加齢などがあげられている．慢性の機械的刺激として傾斜歯，齲歯，不良充塡物，不適合義歯などがあげられ，これらがDNA修復能に異常をもたらし，発がんするとされている．口腔では歯肉炎が，他因子と複雑に絡み合いながら発がんにかかわっている可能性がある．

> **嚙みタバコ**
> 嚙んで，その香りを楽しむタバコ．タバコの葉をひも状や板状に押し固め，香料などを加えたもの．唾液は飲み込まずに排出する．

4．タバコと口腔がん

喫煙は口腔がんにおける最大の危険因子と考えられている．また，飲酒も口腔がんの危険因子である．アルコールそのものには発がん性はないが，アルコールの代謝産物であるアセトアルデヒドに発がん性があるといわれているため，飲酒と喫煙は口腔がんの発生に相乗的に作用し，アルコールはタバコ中に含まれる発がん性物質の溶媒として作用すると考えられている．

口腔がん535症例における喫煙習慣の調査では，口腔がん患者の平均喫煙率は40.6％，さらにブリンクマン指数（Brinkman Index）＊の平均値は824.4を示した．肺がん，咽頭がん予防のバロメーターとして，ブリンクマン指数600以上は要注意領域であると提唱しているが，口腔がんでははるかに上回る値であった．

口腔がん115名と非口腔がん121名における喫煙と飲酒についての調査では，部位別に比較すると舌，口蓋，特に口底がんにおいて喫煙率とブリンクマン指数の増加が顕著であった．喫煙群における口腔がんの発生リスクは，男性では2.49倍，

> **ブリンクマン指数**
> 1日の喫煙本数×喫煙年数

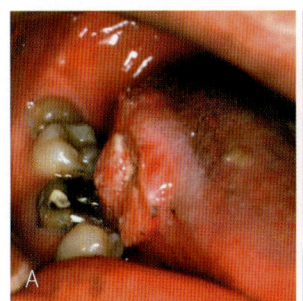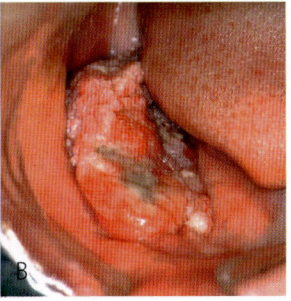

図Ⅰ-3-5　喫煙・飲酒が原因と考えられる口腔がん
A：57歳の男性．舌癌．Sake Index：68，ブリンクマン指数：900．
B：63歳の女性．歯肉癌．Sake Index：45，ブリンクマン指数：600．

表Ⅰ-3-3 喫煙と口腔がんとの関連

	男性		女性	
	口腔がん（%）	健常者（%）	口腔がん（%）	健常者（%）
非喫煙群	12 (15.8)	22 (31.9)	25 (64.1)	49 (94.2)
喫煙群	64 (84.2)*	47 (68.1)	14 (35.9)*	3 (5.8)

口腔がん患者　115名　　*p＜0.05
健常者　　　　121名

表Ⅰ-3-4 喫煙・飲酒による口腔がんの発生リスク

	男性 O.R.*（95%信頼区間）	女性 O.R.（95%信頼区間）
喫煙群	2.49 (1.14〜5.56)	9.15 (2.77〜30.24)
ブリンクマン指数 1000〜	4.27 (1.59〜11.46)	— (—)
飲酒群	4.51 (2.50〜8.09)	9.15 (2.77〜30.24)
Sake Index 1〜60	1.04 (1.02〜1.06)	8.49 (2.56〜18.23)
60〜119	10.35 (3.64〜29.42)	— (—)
喫煙・飲酒	4.78 (1.76〜13.01)	7.58 (1.69〜33.93)

*オッズ比

> **Sake Index**
> 1日アルコール換算量(g)/27×飲酒年数

女性では 9.15 倍とそれぞれ高値を示し，ブリンクマン指数 1,000 以上の高度喫煙群をみると男性で 4.27 倍と有意に高値であった．また，男性では Sake Index* の増大に伴い，発生リスクが増加する傾向を認めた[6] (図Ⅰ-3-5，表Ⅰ-3-3, 4)．

5. 口腔外科の立場から望むこと

　人体のなかで口腔は，タバコの煙が最初に通過する部位である．タバコがヒトに有害であることは国際対がん連合（UICC）によってすでに科学的に立証されている．無防備な口腔は，タバコの煙に含まれる有害物質によって直接的に曝露されて，さまざまな障害を惹起すると考えられている．もちろん煙だけが有害ではないため，「禁煙」のみが有効な防護策ではなく，噛みタバコの影響も考えた「脱タバコ」社会の実現が必要となる．

　喫煙は口腔疾患，特に歯周病，口腔白板症，口腔がんの発症や進行に関与しており，十分な証拠により喫煙との因果関係が立証されている[9]．歯周病から全身疾患への影響，そして喫煙による口腔がんリスクの増大などの報告も増えている[9]．歯科医療従事者は，歯の歯周組織のみならず，一口腔単位を管理する技量も身に付けてほしい．タバコなどにより粘膜劣化があれば患者に注意を喚起し，禁煙教育することも必要であろう．歯科医療は患者の生活指導も行える貴重な gate（扉）でもある．

IV インプラント治療とタバコ

1. はじめに

　外傷や疾病に伴う歯の喪失に陥った時，欠損部に近接する歯をブリッジや床義歯クラスプの支台歯として歯質を削除することなく，その機能や審美性を改善できるインプラント治療が広く臨床に応用されている．インプラント体は主にフィクスチャー，アバットメント，上部構造（補綴歯や補綴装置）よりなる．目的部位の顎骨内にチタンなどの素材を用いたフィクスチャーを埋入し，オッセオインテグレーション*を獲得することで，欠損部の顎骨に支持と維持を求めるため，残存歯に負担をかけることなく，顎堤の吸収量も少なく維持できる．

　現在，インプラント治療に対する成功の基準として，図 I-3-6 の内容が示されている．しかし，オッセオインテグレーションを喪失すれば，埋入したインプラント体の不定着・離脱を引き起こす可能性が生じるため，オッセオインテグレーションの獲得と維持がインプラント治療の予後を大きく左右する．

> **オッセオインテグレーション**
> 軟組織を介在せずにフィクスチャー表面を歯槽骨に直接密着させ，両者間に持続的結合を促し，インプラントに加わった力が直接骨に伝達される状態をいう．

2. インプラント治療に関与するリスクファクター

　インプラント治療の失敗に関与する因子には，糖尿病や骨粗鬆症などの全身的要因とインプラント周囲の口腔清掃や放射線治療などの局所的要因とがある．このうち，喫煙習慣はオッセオインテグレーション獲得にかかわる全身的要因および維持にかかわる局所的要因に分類されている[11]．

3. インプラント治療と喫煙との因果関係

　インプラント治療の失敗と喫煙との関連性において，以下の5つの因果関係が確認された[12]．

① 国内外の報告において，対象者の人種や評価条件は異なっていても，喫煙者は非喫煙者に比べ，インプラント治療失敗率が高い【関連の一致性】．
② 喫煙者は非喫煙者と比較してインプラント失敗例が多くオッズ比が高い，喫煙量が増すにつれてその傾向がより強く認められる【関連の強固性】．

---

1. 疼痛，不快感，知覚異常および感染がない
2. 個々のインプラント体に動揺がない
3. 負荷1年経過後の垂直的骨吸収量が 0.2mm/年以下
4. 患者および術者の双方が機能的，審美的に満足している

図 I-3-6　インプラント治療に対する成功の基準（トロント会議，1998年）

③　インプラント治療失敗に関与するほかの要因に比べて，喫煙習慣の有無がより密接に関連する【関連の特異性】．
　④　原因は結果に先行するという事実に基づき，時間的に喫煙が治療失敗の原因となりうる．たとえば禁煙群は喫煙継続群より失敗本数が少ない【関連の時間性】．
　⑤　宿主応答や微小循環系への影響による炎症組織の創傷治癒遅延など，喫煙が原因となる作用機序が矛盾なく説明できる【関連の整合性】．
　また，国内外の19編の関連論文を用いたメタ分析*により，非喫煙者と比較した喫煙者のインプラント治療失敗の統合オッズ比は2.17と有意に高く，喫煙の関与が裏付けられている[13]．

> メタ分析
> 過去に行われた複数の研究結果を統合し分析すること（ここでは，喫煙が影響するという論文10編，関連はないとする論文9編が分析に用いられている）．

4. 関連学会によるインプラント治療指針と喫煙

　日本歯周病学会では，「歯周病患者におけるインプラント治療の指針」において，「喫煙は歯周病において最も主要なリスクファクターであり，インプラント治療や抜歯後の治癒を遅延させることから，問診にて喫煙の有無を必ず確認し，禁煙指導または禁煙対策をする必要がある」としている[14]．一方，日本口腔インプラント学会においても，「口腔インプラント治療指針」のなかで，「喫煙は，歯周組織の治癒や健康維持を阻害することにより，オッセオインテグレーションの獲得と維持に影響を与える．このようなことから喫煙者へのインプラント治療は行うべきではなく，行う場合には禁煙させる．少なくとも，インプラント体埋入手術前後の3週間程度は禁煙が必要である」と喫煙者への警鐘を鳴らしている[11]．

5. 疫学研究の結果をどのように歯科保健指導に活用するか？

　インプラント治療後，長期にわたり健全な状態を維持するため，インプラント周囲組織のメインテナンスにおいて歯科衛生士に期待される役割は大きい．リンドキストラ[15]はインプラント喪失のリスクに関与すると考えられる要因（年齢，上部構造装着までの期間，カンチレバーの長さ，最大咬合力，咬合による補綴物の摩耗度，口腔衛生状態，喫煙）とインプラント周囲の骨吸収との関連性を多変量解析の手法を用いて調べた．その結果，喫煙は最も強く関連するリスクファクターであることを報告している．重要な要因と考えられるインプラント周囲の口腔衛生状態よりも，むしろ喫煙のほうがインプラント治療の失敗と強く関連すると示されたことは興味深い．
　これらの結果から，喫煙がインプラント治療に悪影響を与えることは明らかである．インプラント治療の成功およびその予後をより確実なものにするという観点から，治療にあたっては喫煙者への十分なインフォームド・コンセントが必要であり，

科学的なデータに裏付けられた禁煙支援を行うことが望ましい．しかし，インプラント治療を希望するすべての患者に禁煙支援が受け入れられるとは限らない．喫煙者ではインプラント治療の成功率が低いことを十分留意して，歯科医師との緊密な連携の下で，細心の注意を払った歯科保健指導および予後観察を行うことが求められる．

歯の喪失・口臭その他の口腔症状とタバコ

1．歯の喪失

「8020」を知らない日本人はいないというほど歯の喪失への意識は高い．歯の喪失は将来の口腔機能への不安に加えて，歯科治療の効果とも関係することから，喫煙と歯の喪失の関係の知識は，禁煙の動機付け支援と禁煙支援に重要である．

日本人男性の喫煙者は，非喫煙者に比べて早く（図Ⅰ-3-7A），多くの歯を失う（図Ⅰ-3-7B）．

また，非喫煙者と比べて「何でもかんで食べることができる」者の割合は少ない（図Ⅰ-3-8A）．喫煙以外に歯の喪失と関係する要因も多くあるので，喫煙以外の影響を調整し調べると，8020の達成見込みのある者，すなわち，現在歯数が20本を超える場合の喫煙のリスクは，喫煙率が低い女性でも男性とほぼ同等で，さらに禁煙者は非喫煙者のレベルとほぼ同等だった（図Ⅰ-3-8B）．

喫煙を続けると歯を失う危険はさらに高まる（図Ⅰ-3-9）．より多くの歯を失い，咀嚼機能が低下し，歯科治療効果が低下する．禁煙した者では，歯の喪失のリスクが非喫煙者のレベルにまで低下する（図Ⅰ-3-10A）．米国の健康専門家を対象として行われたコホート研究では，禁煙が長くなればなるほど着実に歯の喪失のリスクが低下することが示された（図Ⅰ-3-10B）．

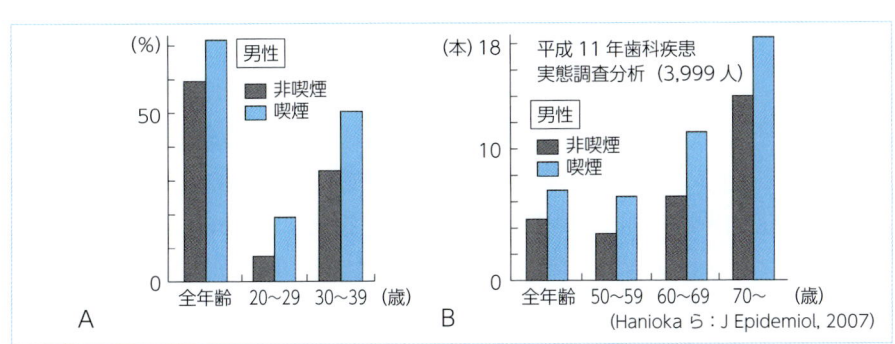

図Ⅰ-3-7　日本人の歯の喪失所見者割合と平均喪失本数の喫煙別比較
A：喫煙者は早く歯を失う，B：喫煙者は多くの歯を失う

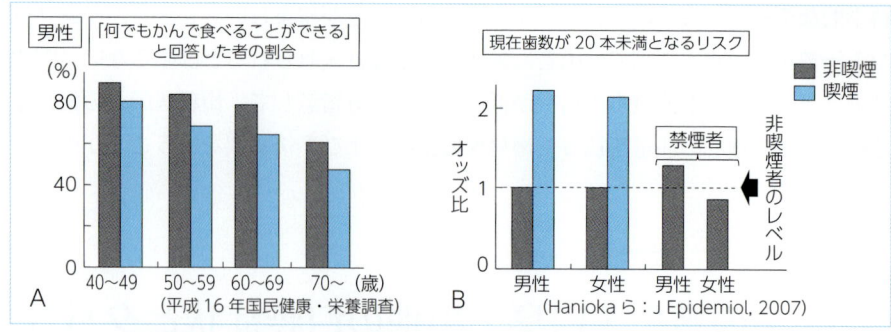

図 I-3-8 咀嚼機能と 8020 達成を基準とした場合の喫煙者と非喫煙者の比較
A：喫煙者の咀嚼能力は低い．B：喫煙者は 8020 達成の見込みが低い

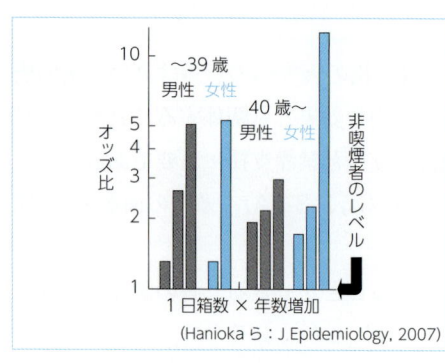

図 I-3-9 タバコ煙への曝露量と歯の喪失リスクの関係
喫煙を続けると歯を失う危険はさらに高まる．

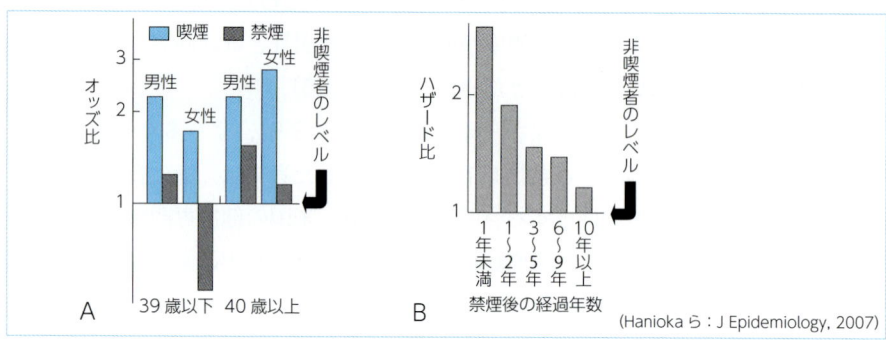

図 I-3-10 歯の喪失のリスクの低下（A）と禁煙および禁煙経過年数（B）との関係
A：禁煙すると歯を失うリスクは減少する．B：禁煙を始めてからリスクは低下していく．

2．口臭（タバコ臭）

　口臭は，一般的に審美的な面や社交的な意味で喫煙との関係の重要性が指摘されている．口腔由来の病的口臭の原因物質である，揮発性硫化水素（VSC）の濃度が高い歯周ポケットの割合が，喫煙者は非喫煙者と比べて高く，病的口臭の面からも口臭を捉える必要がある（図 I-3-11）．

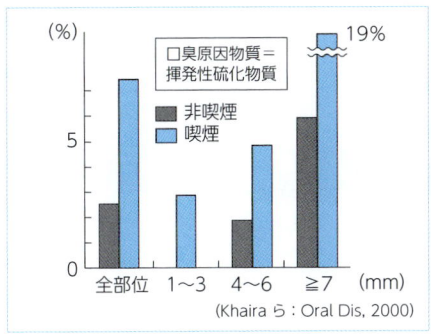

図Ⅰ-3-11 口臭原因物質が検出された歯周ポケットの割合の喫煙別比較
喫煙者は口臭原因物質を発生するポケットの部位が多い．

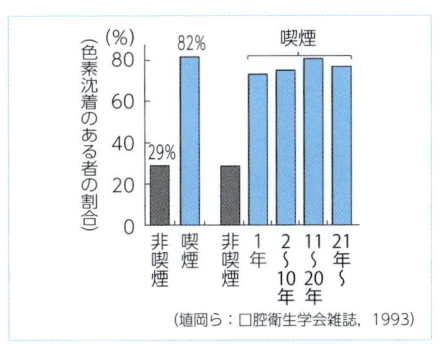

図Ⅰ-3-12 歯肉メラニン色素沈着と喫煙との関係
喫煙するとメラニン色素が沈着し始める．

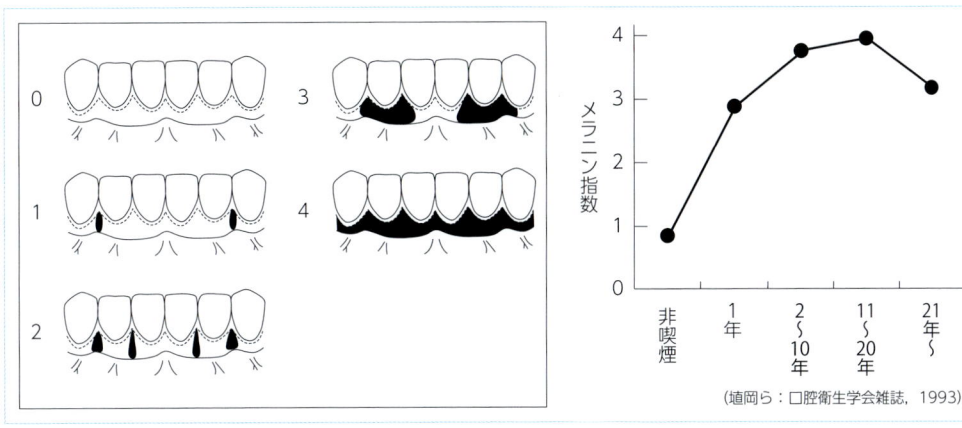

図Ⅰ-3-13 メラニン指数と喫煙年数との関係
喫煙により歯肉メラニン色素沈着は広がっていく．

3. その他の口腔症状

1) 歯肉メラニン色素沈着

　歯肉へのメラニン色素沈着は，さまざまな原因で口腔に現れる兆候である．人種によりみられる割合が変動する点で，遺伝的な因子の影響が強いが，日本人にも一般的にみられる．

　歯肉メラニン色素沈着は喫煙者の約80％に認められ，非喫煙者では30％にとどまる（図Ⅰ-3-12）．喫煙開始1年目でも色素沈着がみられる者は多い．色素沈着は中切歯と犬歯の間の付着歯肉から始まり，重度になると着色がつながる（図Ⅰ-3-13, 14）．喫煙を続けると，メラニン指数*は高くなり，色素沈着が広がるが，喫煙年数が20年を超えると減少する．メラニン色素産生細胞は喫煙による刺激に強く反応するが，年齢が増すと反応が低下し，歯肉の角化により着色が減退する．

　子どもの歯肉の角化は成人ほど進んでいないため，親の喫煙は子どもの歯肉の色素沈着を強めることが指摘されている（図Ⅰ-3-15）が，子どもの色素沈着からた

> **メラニン指数**
> 色素の色を数値で表したもの．数値が高くなるにつれ色が濃く，最高点は8点である．

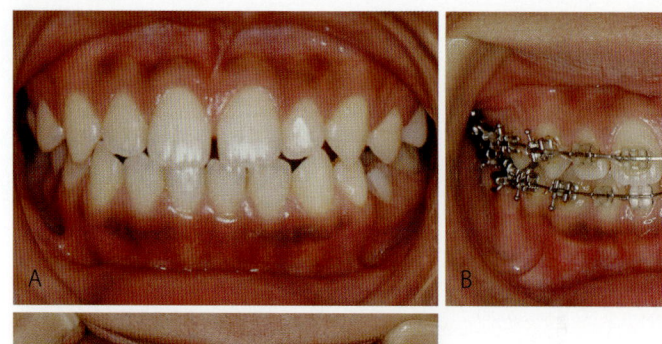

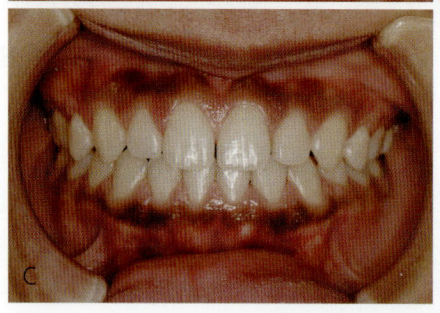

図Ⅰ-3-14　非喫煙女性の歯肉メラニン色素沈着の推移
A：13歳，B：17歳，C：22歳
父親の喫煙による受動喫煙の継続的影響が疑われた．（写真：酒井　優先生・稲垣幸司先生のご厚意による）

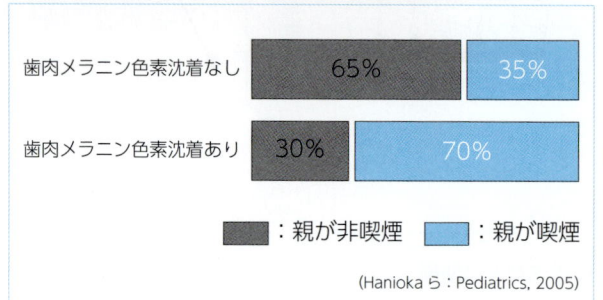

図Ⅰ-3-15　子どもの歯肉のメラニン色素沈着と親の喫煙との関係
子どもの歯肉のメラニン色素沈着は，親が喫煙している場合には，さらに増加する．

（Hanioka ら：Pediatrics, 2005）

だちに親の喫煙を疑うのは早合点である．

2）喫煙と関連のあるその他の口腔の症状

　能動喫煙は口唇の色素沈着，歯の着色，歯肉縁上・縁下の歯石沈着，唾液の性状および分泌量の異常，味覚の減退，口の痛みの増加，歯槽骨炎と関連する．歯科治療との関係では，メラニン色素脱色後の歯肉への再沈着や歯石除去後の歯石の再沈着，充塡した前歯充塡物の周囲の着色が指摘されている．また，歯周病治療の効果の低下や再発，歯周病原菌の再定着，根管治療の頻度増加と喫煙は関係する．抜歯後の治癒の遅延（創傷治癒）や顎顔面の疼痛の増加との関係も示されている．喫煙による歯の早期喪失は，治療効果の消失や欠損補綴物の修理に影響する．

　受動喫煙の影響では，母親の喫煙と子の口唇口蓋裂との因果関係が推定される．齲蝕，歯周病，歯肉メラニン色素沈着と二次喫煙との関係も指摘されている．

4章 タバコと全身

I 呼吸器疾患とタバコ

1. 喫煙が呼吸器へ及ぼす影響

　呼吸器（気管，気管支，肺）は外界と直接つながっている臓器であり，タバコ煙に呼吸器が直接影響を受けるのは必然である．表I-4-1に喫煙がリスクを高める主な呼吸器疾患をあげる[16]．このなかで，喫煙と肺がんの関連については一般に広く知られているが，その他の呼吸器疾患についてはまだ十分知られているとはいえないのが現状である．肺がん以外の呼吸器疾患のなかで慢性閉塞性肺疾患（chronic obstructive pulmonary disease：COPD*）の患者数がタバコ消費量の増大とともに年々増えており，死亡率も急速に上昇すると予測されている．ここでは，喫煙という生活習慣で生じるCOPDについて解説する．

> **COPD**
> 2012年7月，厚生労働省が生活習慣病に指定した．

2. COPDとは

　COPDは，「タバコ煙を主とする有害物質を長期に吸入曝露することなどにより生ずる肺疾患であり，呼吸機能検査で気流閉塞*を示す」と定義されている[17]．症状としては，徐々に進行する呼吸困難（息切れ）がその中心をなし，ときに慢性の

> **気流閉塞**
> 気道が狭くなるために起こる呼出障害（息の吐きづらさ）で，その結果生じる吐き残し（空気のとらえこみ：air trapping）が呼吸困難の要因となる．

表I-4-1　喫煙がリスクを高める呼吸器疾患

1. 肺がん
2. 慢性閉塞性肺疾患（COPD）
3. 気管支喘息
4. 自然気胸
5. 間質性肺疾患
　①肺好酸球性肉芽腫症
　②特発性間質性肺炎
　③呼吸細気管支炎随伴性間質性肺疾患
6. 睡眠呼吸障害
7. 呼吸器感染症（感冒・インフルエンザ，肺炎，結核など）
8. 急性好酸球性肺炎
9. その他

（喫煙と健康問題に関する検討会編：喫煙と健康—喫煙と健康問題に関する検討会報告書　新版．保健同人社，東京，2002，136-145．より）

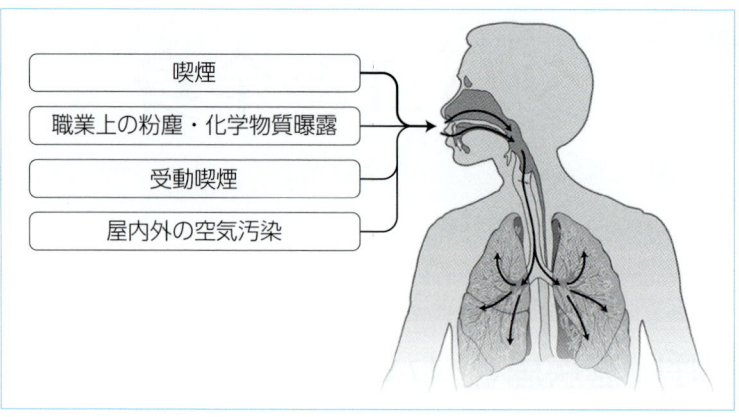

図 I-4-1　COPD のリスク要因
(Global Initiative for Chronic Obstructive Lung Disease：Global strategy for diagnosis, management, and prevention of COPD, 2011. より)

咳・痰を認める.

　有害物質の吸入のほとんどがタバコ煙であり，COPD 患者の 90％以上が喫煙者である（図 I-4-1）[18]．ただし，COPD を発症するのは喫煙者の約 20％であることから，COPD 発症の要因としてタバコだけでなく，喫煙感受性（COPD になりやすい喫煙者）を決定する遺伝子の存在が想定されている．

3. 日本における COPD の動向

　COPD の原因がタバコであるということは明らかで，タバコの消費量の増大とともに年々その死亡数が増加している（図 I-4-2）[19]．2000 年の日本での COPD による死亡数は約 13,000 人で，総死亡数の 1.3％である．さらにこの年，日本での死因の第 10 位に初めて登場した．10 年後の 2010 年には死亡数が 16,000 人を超え，第 9 位と順位を上げた．その後，死亡数が頭打ちとなったが，2017 年から増加傾向を示し，2019 年は 17,836 人であった．

　日本における COPD の患者数については，2000 年に COPD に関する住民調査（Nippon COPD Epidemiology Study：NICE Study）が行われた[20]．その結果，40 歳以上の COPD 有病率は 8.6％で，患者数は 500 万人以上と推定された．

4. COPD における問題点

1）生活の質（Quality of life：QOL）

　COPD 患者の場合，程度に差はあっても共通している症状は息切れであり，この症状が健康関連 QOL*に影響を与える．息切れのためベッド上の生活を余儀なくされ（身体機能の障害），それに伴う不安，恐怖，うつに苦しめられ（心の健康を

健康関連QOL
QOLとは「その人がどれだけ快適に日々の生活を送っているかを示すもの」である．医学の領域では，個人の健康状態との関係でQOLを扱うため「健康関連QOL」という用語が使われる．その構成要素は，世界保健機関（WHO）の健康の定義，「健康とは身体的・心理的・社会的に日々の生活がうまくいっていること」が基本になっている．

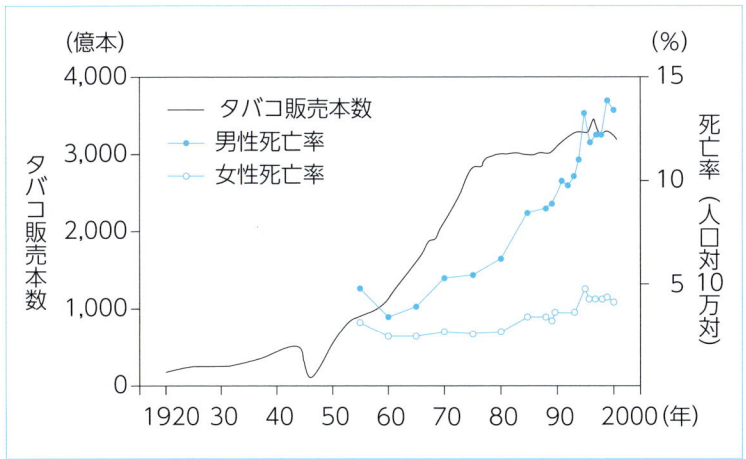

図Ⅰ-4-2　日本におけるタバコ販売本数，慢性気管支炎および肺気腫*死亡率（人口10万対）の年次別推移
＊2000年以前の疫学では「慢性気管支炎および肺気腫」が用いられていたが，現在のCOPDとほぼ同等と考えられる．
(日本呼吸器学会COPDガイドライン第2版作成委員会編：日本における疫学．COPD（慢性閉塞性肺疾患）診断と治療のためのガイドライン第2版．メディカルレビュー社，東京，2004，1-5．より)

損なう），自分の置かれている家庭や職場といった社会環境での人間関係がうまくいかなくなった（社会生活機能の障害）状態をQOLが低下しているという．逆にQOLが高いとは，息切れがあってもさほど苦痛にならず，日常生活を送るのに支障がない，心理的にも安定し，家庭や職場での人間関係もうまくいっている，その社会環境のなかで自分の役割を十分果たすことができ，生き甲斐をもって快適で充実した日々を送ることができる状態を指す．

　健康関連QOLの評価は，患者が日常生活を自分の目でみて行うことになるが，そのためにはものさし（尺度）が必要となる．その一つが，Short Form 36（SF-36）である[21]．8つの評価項目（①身体機能，②日常役割機能－身体，③体の痛み，④全体的健康観，⑤活力，⑥社会生活機能，⑦日常役割機能－精神，⑧心の健康）があり，WHOの健康の定義がその拠り所になっていることがよくわかる．この尺度を使って健康関連QOLを測定した結果を示す（図Ⅰ-4-3）．評価項目のなかでは身体機能と日常役割機能の低下が目立ち，患者自身が「健康状態が良くなく，徐々に悪くなっている」と認識していることを示している．

2）COPDの増悪と全身併存症

　我々は，生きていくためにエネルギーを必要とする．このエネルギーを効率よく継続的に産生するために不可欠なのが酸素という燃料である．COPDの増悪*時には肺での酸素の取り込みが障害され，動脈血中の酸素分圧（PaO_2）が下がっていく．PaO_2は80〜97Torrが正常であるが，その値が60Torrを下回ると呼吸不全と診断される．その結果，心臓など生命維持に重要な役割を果たす臓器の低酸素状態を引き起こし，生命予後が悪化する[22]．

COPDの増悪
息切れの増強，咳や喀痰の増加，胸部不快感・違和感の出現などを認め，安定期の治療の変更または追加が必要となる状態．

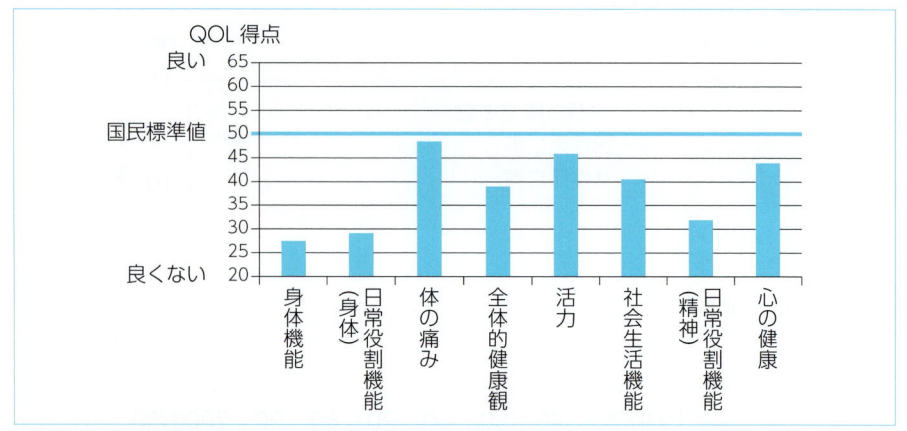

図I-4-3 国民標準値に基づいたスコアリングによるCOPD患者の健康関連QOL（SF-36プロフィール）
COPD患者30名を対象に測定．QOL得点の日本人の平均値（国民標準値）を50点として，COPD患者のQOL得点を表した．

　さらに，COPDは呼吸器以外の臓器の疾患を合併することが多い．これを全身併存症とよぶ．特に生命予後と密接に関係するのが狭心症や心筋梗塞などの心疾患であり，欧米ではCOPD患者の死亡原因の20～30%を占めるといわれている[23]．

　COPDは，その増悪および全身併存症により健康関連QOLの低下，生命予後の悪化をもたらす21世紀の生活習慣病である．喫煙がCOPD発症の最大の危険因子であり，発症の予防だけでなくその進行を抑制するためには，タバコ煙からの回避が最も重要となる．COPD患者だけでなく，すべての喫煙者に禁煙指導を行う必要がある．

その他とタバコ

1. 全身に及ぶ喫煙の健康被害—寿命の短縮—

　喫煙は呼吸器だけでなく，全身にわたるがん，循環器，生殖などを含めそのほかにも多くの重篤な病態を引き起こす（表I-4-2）．これらの病態は若年および中年の喫煙者の健康にも影響を与え，加齢とともに健康被害の頻度はさらに上昇する．

　喫煙するか否かによってどれほど生存率に差が出るのか，寿命の差はどの程度かという研究が，英国で英国人医師34,439名を対象に50年間追跡調査されている．35歳の男性の生存率曲線を検討したところ，70歳時の生存率は非喫煙者81%に対し，喫煙者では58%であり，喫煙者では早期死亡割合が高く，寿命に約10年の差があることが明確に示されている（図I-4-4）．日本人における研究でも男性，女性とも喫煙によって死亡率が上昇し，寿命が8～10年短命であることが最近報告された．

表Ⅰ-4-2　喫煙による健康被害

がん	生殖
・肺がん ・白血病（急性骨髄性白血病） ・口腔・咽頭がん，喉頭がん ・食道がん，胃がん ・膵臓がん，腎臓がん ・膀胱がん，子宮頸がん	・低出生体重 ・妊娠合併症 ・不妊 ・乳幼児突然死症候群（SIDS）
循環器疾患	その他
・冠動脈疾患 ・脳卒中 ・末梢動脈疾患 ・腹部大動脈瘤	・手術結果／治癒不良 ・股関節部骨折 ・骨粗鬆症 ・白内障 ・胃潰瘍（ヘリコバクター・ピロリ陽性患者における） ・関節リウマチ
呼吸器系疾患	
・慢性閉塞性肺疾患（COPD） ・肺炎 ・喘息	

(Surgeon General's Report. The Health Consequences of Smoking : 2004)

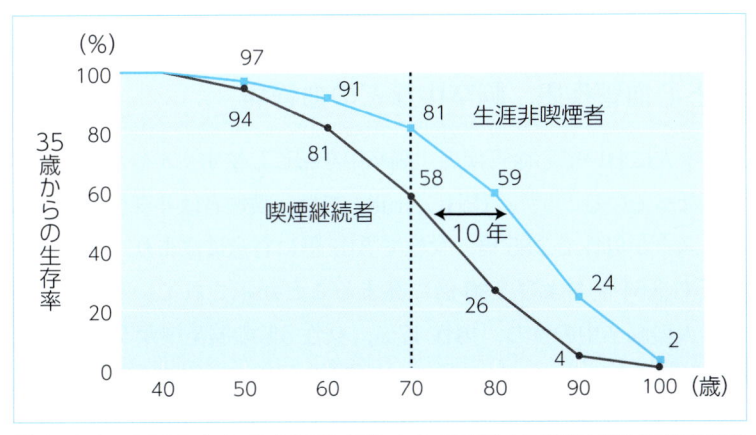

図Ⅰ-4-4　1900年から1930年生まれの英国人医師における喫煙継続者と生涯非喫煙者の35歳からの生存率（50年間の追跡）
(Doll R, et al. BMJ.)

2. 喫煙とがん

　がん治療法は日々進歩しているが，いまだにほかの慢性疾患に対する治療ほど，死亡率を減少させることはできていないのが現状である．呼吸器系（肺がん，喉頭がん，口腔・咽頭がん），消化器系（食道がん，胃がん，肝臓がん，膵臓がん），泌尿器系（腎盂がん，尿管がん，膀胱がん），子宮頸がんなど，全身の多くのがんにかかる危険性が高まり，喫煙は単独で，がんの原因の約30％を占める[24]．日本人男性では喫煙によって，がん死亡リスクが最も高まるのは喉頭がん，次いで肺がん，口腔・咽頭がん，食道がんであり，女性では喉頭がん，肺がん，膀胱がんの順に高

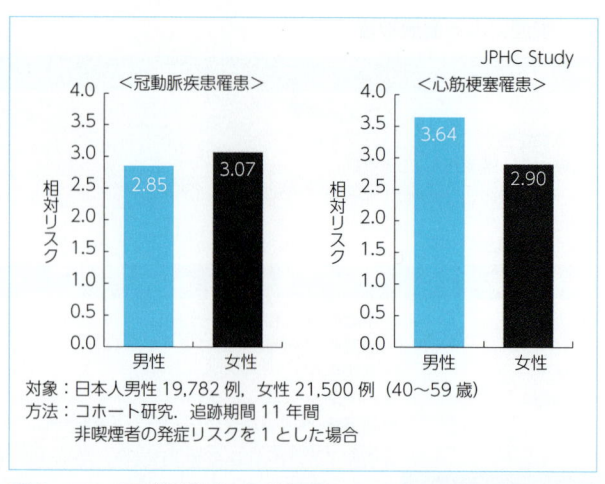

図Ⅰ-4-5 冠動脈疾患・心筋梗塞リスクに及ぼす喫煙の影響
(Baba, S. et al. : Eur J Cardiovasc Prev Rehabil. 2006. より)

いリスクを示している．また，わが国の特徴として喫煙によって肝がん，乳がんの罹患・死亡リスクが高まることが報告されている．

3．喫煙と心血管疾患，脳卒中などの血管病

喫煙が日本人において心血管疾患，脳卒中を起こしやすくするという医学的証拠が明らかになっている[25),26)]．JPHC study では，喫煙者は非喫煙者に比べて冠動脈疾患のリスクが男性で 2.85 倍，女性で 3.07 倍に有意に高まり，心筋梗塞のリスクもそれぞれ 3.64 倍および 2.90 倍に高まることが示されている[26)]（図Ⅰ-4-5）．また，日本人の脳卒中のうち，男性 17％，女性 5％の脳卒中がタバコを吸っていなければ予防できたと推定され，タバコを吸わなければ 1 年間で 1 万 5,000 人の脳卒中死亡，16 万人の脳卒中罹患が防げることになる．脳卒中は寝たきりや麻痺，言語障害などを生じ，QOL を確実に悪くする．また，そのほかにも閉塞性動脈硬化症などの末梢動脈疾患や腹部大動脈瘤の危険因子としてよく知られている．

米国心臓協会の報告では，能動喫煙だけでなく，心臓死のリスクは家庭における受動喫煙でも約 30％上昇し，受動喫煙の程度がさらに高い職場では，より高いリスクがあるとしている[27)]．

4．喫煙と糖尿病，脂質異常症，メタボリックシンドローム

喫煙すると 1.47 倍糖尿病を発症しやすくなることが，日本人男性を対象とした調査（Osaka Health Survey）で報告されている．また，喫煙は血清脂質にも変化をもたらす．1989 〜 2003 年まで 103,648 人の日本人男女（高脂血症治療薬服用者を除く）で分析し，喫煙者は全ての年齢で非喫煙者より HDL コレステロールが

JPHC study
Japan Public Health Center-based prospective study

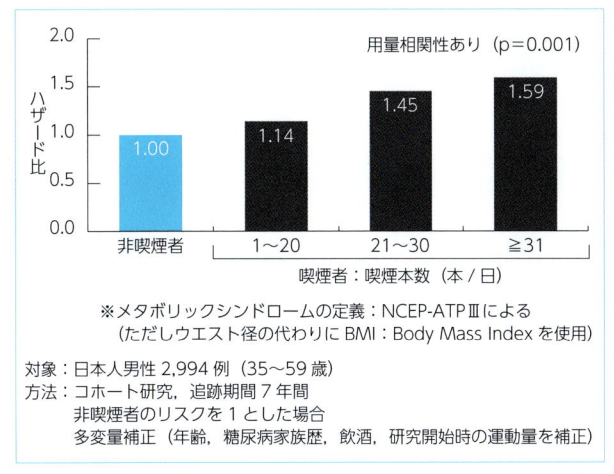

図Ⅰ-4-6 メタボリックシンドローム発症リスクに及ぼす喫煙の影響
(Nakanishi, N. et al.: Ind Health, 2005. より)

低く，中性脂肪は高くなっていた．さらに，喫煙は日本人のメタボリックシンドロームのリスクも高めている（図Ⅰ-4-6）．

5．喫煙と消化器疾患

喫煙によって消化性潰瘍の発生が高率になる．ピロリ菌は胃炎，消化性潰瘍の最大危険因子であるが，喫煙者では高率にピロリ菌感染があり，除菌による胃炎の改善が喫煙群では阻害され遅延すると報告されている．また，最近増えている胃食道逆流症は喫煙者に罹患頻度が高い．

6．喫煙と女性の疾患

喫煙は女性に特有のさまざまな影響を及ぼす．

喫煙は月経時痛，月経周期不整，早期閉経に関与している．胎児発育遅延と早産，胎盤に関連した合併症，前期破水・早期破水，周産期死亡，流産，子宮外妊娠増加，母乳分泌の減少など，喫煙により胎児や妊娠に関連したさまざまな合併症を引き起こす．皮膚の弾性が低下してしわの増加につながり，頭髪の変化（白髪，脱毛），口唇の乾燥，歯および歯肉の着色，口臭，声の変化などが起こり，実際の年齢よりも老けてみえるスモーカーズフェイスとなる（図Ⅰ-4-7）．また，喫煙は子宮頸がんが発症する要因の1つにあげられており，さらに経口避妊薬使用時に狭心症発作などの心血管疾患が起こりやすくなる．

家族が喫煙者だと周囲の人はその1/4程度の本数のタバコを吸っている状態になる．「乳幼児突然死（SIDS）」が，両親の喫煙で数倍に増え，人工栄養やうつ伏せ

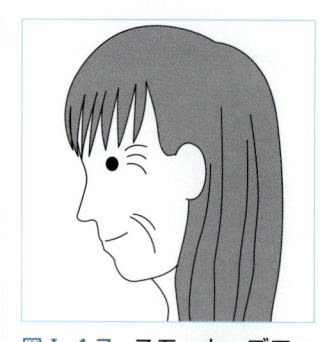

図Ⅰ-4-7　スモーカーズフェイス（smoker's face）
年齢よりも顔のしわが増え頬がこけている.

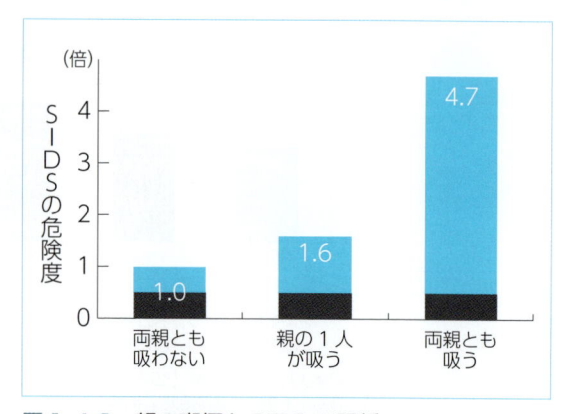

図Ⅰ-4-8　親の喫煙とSIDSの関係
（「喫煙とSIDSとの関係」厚生省心身障害研究, 1998. より）

寝を上回る」との報告があり（図Ⅰ-4-8），母子健康手帳にも警告されている．

7．喫煙と男性不妊症

　タバコを吸うと勃起障害になることが警告されている．タバコ煙は末梢の血管を収縮させ血流を減少する作用があるためと考えられている．

8．喫煙と精神神経疾患

　喫煙によってうつ病のリスクが増加する．思春期に1日20本以上喫煙した若者は，広場恐怖，全般的不安障害，パニック障害発症の調整オッズ比（年齢・性別・小児期の気質，思春期のアルコールおよび薬物使用・不安やうつ症状，および両親の喫煙・学歴などで調整）はそれぞれ6.79，5.53，15.58と非常に高い．

9．周術期における喫煙の影響

　慢性的な喫煙は多くの臓器に作用し，手術侵襲や周術期死亡率に影響する．ニコチンや一酸化炭素によって血管収縮や酸素運搬能力が低下し，組織内酸素が低下することや，線維芽細胞や免疫細胞に影響することによって，創部に関する合併症のリスクが高くなる．喫煙は骨代謝に影響し骨粗鬆症の発生に関係し，骨治癒も減弱するため，脊椎固定術などの骨の手術において喫煙は危険因子となり，特に術後の喫煙は組織の血流障害をもたらし治癒が遅れる原因となる．

5章 タバコと社会

I 法律的側面

1. タバコ法制の沿革

1) 産業政策

わが国におけるタバコ（製品・産業）に関する法律は，政府による担税品としての位置付け以来，国家財政を潤すための財源確保を目的とした100年以上にわたる産業政策の歴史に端を発する．1904年の煙草専売法が制定される以前から，タバコの葉には税金がかけられ，効果的に徴税するために葉タバコが，さらにタバコ製品そのものが専売化されて，国家が生産・製造・流通までを独占的に管理する専売制度が確立した．この間，4つの戦争（日清・日露戦争，第一次世界大戦，第二次世界大戦）のための軍費調達と戦後復興の財源として，タバコ消費が国によって奨励された．第二次世界大戦後，国営事業としてのタバコ産業は公社化され，1949年に日本専売公社が発足した．欧米でタバコによる健康被害が医学的に証明されたため，欧米諸国ではタバコ消費が抑制されたが，わが国ではタバコ消費が爆発的に増大した．1980年代半ばには，日米タバコ交渉の末，日本専売公社が民営化されて，日本たばこ産業株式会社（JT）が設立された．1985年に施行された「たばこ事業法」（以下，事業法）により，わが国のタバコ産業，すなわち，JTおよびタバコ農家や小売店は，健全な発展と財政確保が目的とされ，JTには葉タバコの全量買い付け義務と引き換えに，国内での独占製造権が保証された．この事業法に注意文言，広告・販売促進活動，未成年への販売などのタバコ規制にかかわる条項が規定されているために，健康保護を目的としたタバコ規制が，わが国ではなかなか実現できていないのが現状である．

2) 受動喫煙対策

わが国のタバコ政策が初めて健康の観点から法的根拠をもったのは，2003年に「WHOたばこ規制枠組条約（たばこの規制に関する世界保健機関枠組条約：FCTC）」が策定されたのと併行して，2003年に施行された「健康増進法」（第25条；受動喫煙の防止）である．その後，FCTCが2005年に発効し，国際的な責務として，条約の完全履行が締約国の日本に求められることになった．1904年の煙

草専売法から実に100年後に，健康政策としてのタバコ政策へと大きな転換が行われたといえる．

2009年，たばこ事業法の改廃ならびに健康目的のたばこ増税が謳われ，2010年10月のたばこ増税により1箱110円の値上げ（36％増）を実施したが，タバコ消費の大幅な抑制にはつながらなかった．

また，2007年に制定された「がん対策基本法」に基づく「がん対策推進基本計画」は，5年後の第2次同計画において，喫煙率と受動喫煙曝露機会の減少が数値目標をもって閣議決定され，FCTCの目的に沿った方向性が初めて政府として示されたのである．

一方，労働衛生行政におけるタバコ問題の取り扱いは，「労働安全衛生法」において快適職場の観点から受動喫煙対策が講じられ，2012年の改正案において努力義務から義務化が検討されたが国会解散に伴い廃案となった．しかし，これに先だって2010年に閣議決定された「新成長戦略」においては，2020年までに受動喫煙のない職場を実現することが盛り込まれている．また，2010年には神奈川県で「受動喫煙防止条例」が施行され，兵庫県でも2013年には同様の条例が施行される予定である（図Ⅰ-5-1）．

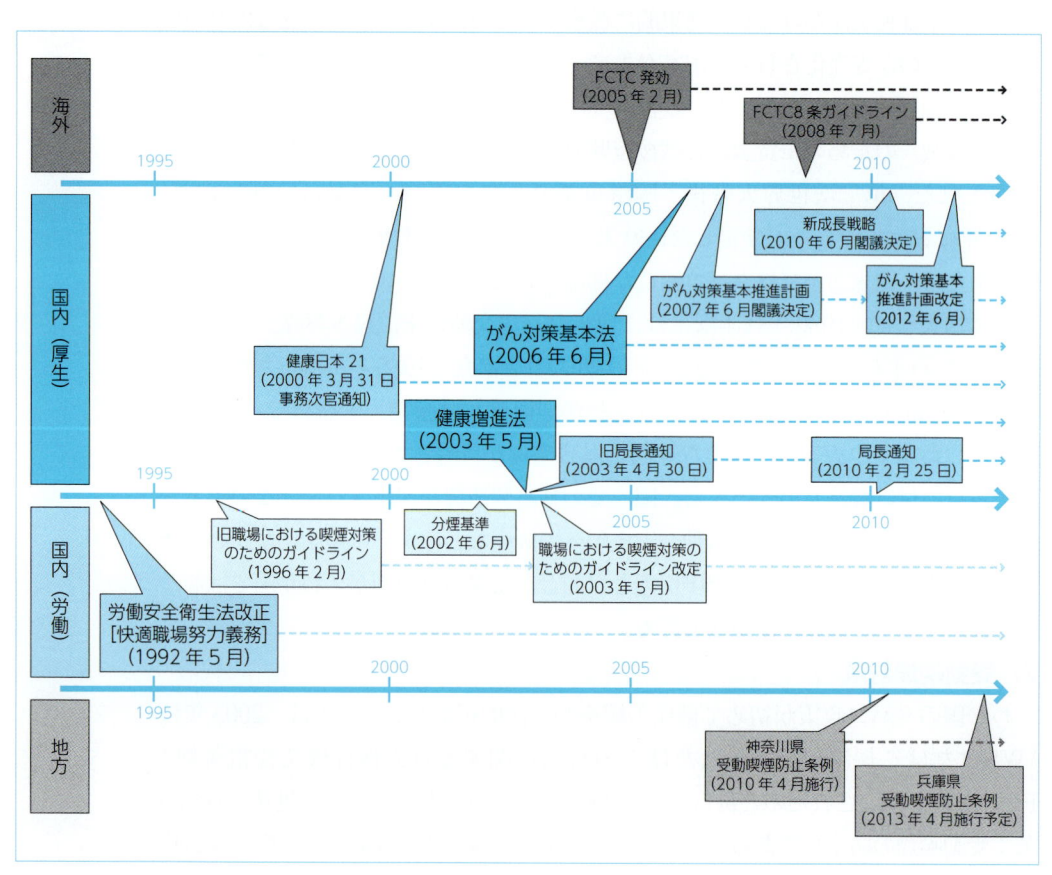

図Ⅰ-5-1 わが国のタバコ法制の沿革―受動喫煙対策―

2. 健康施策としてのタバコに関する法律

国際的には「たばこ規制枠組条約」が制定されており，わが国では，「未成年者喫煙禁止法」をはじめとして「健康増進法」，「消防法に基づく各地の火災予防条例」，「鉄道営業法」，「労働安全衛生法」，「ビル衛生管理法」，「旅客自動車運送事業等運輸規則」，「海上運送法施行規則」，「興行場法施行条例」などさまざまな法律が定められている（表Ⅰ-5-1）．

3. わが国の課題と保健医療従事者としての役割

国民の健康を守る観点からのタバコ規制政策は，FCTCを契機として促進されてはいるが，政策形成過程でタバコ産業が影響を及ぼし実現しにくい状況もある．

そのようななかで，保健医療職の役割は重要である．職能集団としても，学術団体としても，さらに個人としても健康を守るためのタバコ政策にさらなる関与を深めることで，社会全体の機運を高めることができるだろう．

歯科医療従事者は保健医療の現場のなかでも，特に多くの一般市民と接する機会が多いので，1人でも多くの歯科衛生士にタバコ政策にも関心をもっていただきたい．

表Ⅰ-5-1　健康施策としてのタバコに関する主な法律

法律名	概要	主な内容
たばこ規制枠組条約 （2005年）	タバコの害から世界中の人の健康を守るために，WHO（世界保健機関）でつくられた，保健分野における初めての条約．2013年1月現在，176か国で締結されている．	・公共の場では，タバコ煙から守られるようにすること． ・タバコの箱に，タバコの特性や健康への影響について，誤った印象をもつかもしれない表示を使用しないこと． ・タバコの箱の表示面30%以上を使って，健康への注意を表示すること． ・タバコの広告，販売促進や後援を制限すること． ・未成年者に対するタバコの販売を禁止するために対策をとること． ・禁煙をサポートすること．
未成年者喫煙禁止法 （1900年：日本）	満20歳未満の者の喫煙禁止を目的とし，親や監督者，販売者に対する罰則を規定している．	・満20歳未満の者の喫煙禁止． ・満20歳未満の者の喫煙を知っていながら制止しなかった親や監督者を罰する． ・タバコを販売する者は，未成年でないことを確認したうえで販売する．
健康増進法 （2003年：日本）	国民の健康づくり支援のための法律．第25条に受動喫煙の防止に関して規定されている．	・学校，体育館，病院，劇場，観覧場，集会場，展示場，百貨店，事務所，官公庁施設，飲食店その他の多数の者が利用する施設を管理する者は，これらを利用する者について，受動喫煙を防止するために必要な措置を講ずるように努めなければならない．
鉄道営業法 （1900年：日本）		・制止したにもかかわらず，停車場その他鉄道地内禁煙場所および禁煙車内で喫煙した者は罰せられる．

II 喫煙の歯科医療費に与える影響

1. 喫煙による歯周疾患治療の超過医療費

　喫煙の歯周疾患治療の医療費に与える影響について，国民医療費，社会医療診療行為別調査，患者調査，国民生活基礎調査のデータを用いて算出を行った[28]．平成13～15年度データにより推計された超過医療費は，それぞれ1,291億円，1,511億円，1,353億円であり，歯周疾患にかかる歯科医療費の19.9％，20.1％，19.8％と試算された．また，全歯科医療費に対する超過医療費の割合は，5.0％，5.8％，5.3％であった．

　また，同様の方法で平成17年度について調べたところ，喫煙による歯周疾患医療費の超過医療費は，1,723億円（歯周疾患医療費に対して20.5％，全歯科医療費に対して6.7％）であった[29]．

2. 喫煙による歯の喪失に伴う欠損補綴の超過医療費

　喫煙者は歯の喪失が多くなることが示されたが（p.19参照），喫煙者の歯の保有状況別の歯科受診率[30]から，歯の喪失による歯科治療費の必要度を用いて，ブリッジ治療（歯の喪失8本未満の場合），部分床義歯（8本以上20本未満の場合），全部床義歯（無歯顎の場合）にかかる歯科治療費を，非喫煙者に比べて性・年齢階級別に推計したものを合計し，喫煙による欠損補綴の超過医療費を試算したところ[30]，平成18年度の超過医療費は7億6千万円と試算され，その金額は，その年の歯科医療費全体の3.3％にあたることが示された．

3. 喫煙による歯科における超過医療費

　歯周疾患および欠損補綴における超過医療費は，歯科医療費の10.0％にあたると試算された．歯科医療費における歯周疾患治療は次第に増加を示しており，全医療費においても，歯周疾患治療の超過医療費の割合は増加傾向にあった．また，歯の喪失は50～74歳に多く起こっていることから[31]，今後，団塊の世代の歯の喪失が多くなれば，欠損補綴の超過医療費も増加する可能性が高い．歯周疾患の悪化を防いだり，歯の喪失の予防として，歯科での禁煙支援の重要性を示している．

Ⅱ編

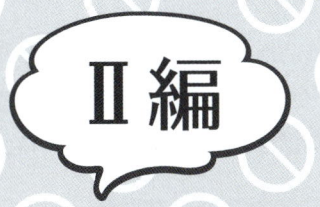

動機付け支援

1章 動機付け支援

I 動機付けの機会―歯科受診―

　健康への関心が高まっている歯科受診の機会をうまくとらえて禁煙動機を高めることができる．歯科患者の喫煙率は，女性では20〜30歳代の喫煙率がとりわけ高い．若年女性の喫煙は次世代に深刻な影響を及ぼすので，この機会を十分に活かす必要がある．

II 喫煙ステージ別の対応

　歯科での禁煙診療は世界各国に広がっており，禁煙診療の基本は，喫煙ステージ別の対応と「米国禁煙診療ガイドライン」に沿った禁煙介入が取り入れられている．そこで，喫煙ステージおよび禁煙動機別の歯科患者の割合と禁煙診療ガイドラインの各階層別の診療内容を対比した（図II-1-1）．

　本書では，「米国禁煙診療ガイドライン」の「現在禁煙試行の意志がない」場合の禁煙介入を「動機付け支援」と呼ぶこととした．動機付け支援の用語は，特定保健指導での「対象者が自ら生活習慣を振り返り，行動目標をたてることができるよう」支援することに由来する．特定保健指導では，対象者を「情報提供」，「動機付け支援」，「積極的支援」の合計3区分に階層化して指導を行う．「米国禁煙診療ガイドライン」に代表される禁煙動機別の階層化とは異なる．

　「米国禁煙診療ガイドライン」では，「現在禁煙試行の意志がない患者」，「現在禁煙試行の意志のある患者」，「最近禁煙した患者」に対象者を階層化している．歯科患者の「現在禁煙試行の意志がある患者」の割合は喫煙者の10％以内と少なかった．大部分が「現在禁煙試行の意志がない患者」であり，「動機付け支援」が禁煙診療の内容となる．動機付け支援により禁煙動機が十分高まった患者には，自院で行う行動カウンセリングや医師による禁煙治療の紹介を行う．

　「現在禁煙試行の意志がない患者」には動機付け面接（Motivational interviewing, MI, II編2章参照）技法と動機付けの内容（5つのR）を組み合わせて禁煙介入を行う．特に動機付け面接技法には「こちらの説明に耳を傾けるようになる」

> **喫煙ステージ**
> プロチャスカの行動変容モデルでは，行動変容のステージを上げていくアプローチが重要視される．喫煙から禁煙に至るステージは5段階に分かれる．禁煙ステージと呼ばれることもあるが，禁煙指導・支援で対象となる健康行動は喫煙であるので，一般に喫煙ステージと呼ばれている．

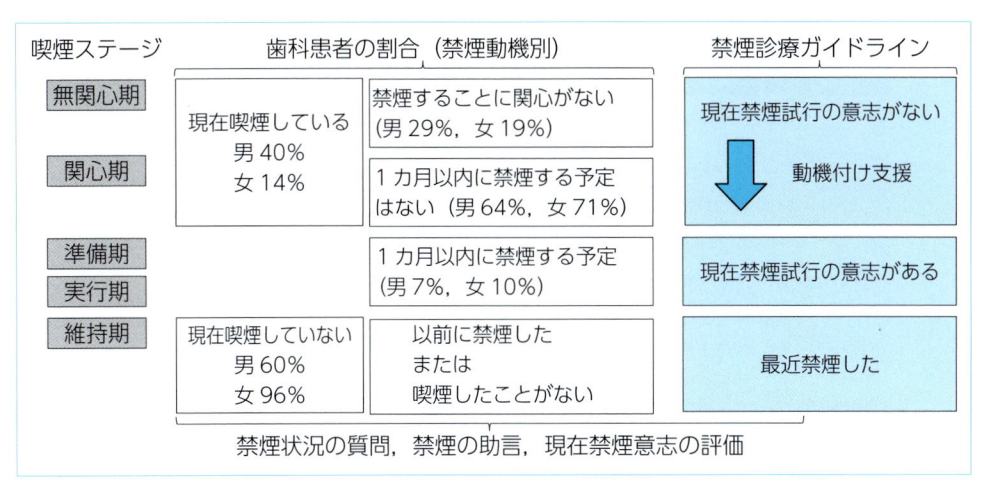

図Ⅱ-1-1 喫煙ステージに対する歯科患者の割合と動機付け支援の位置

特徴があり，喫煙者の動機付けの効果が高まる．

Ⅲ 動機付けの内容（5つのR）

　動機付け支援に用いる内容には5項目あり（表Ⅱ-1-1），「米国禁煙診療ガイドライン」では，「関連」，「危険」，「報酬」，「障壁」，「反復」の頭文字をとって5つのRと呼ぶ．喫煙の口腔への影響は，口臭といった審美的な兆候から生命の危険もある口腔がんまで多様であり，禁煙が口腔疾患のリスクを減じたり，歯科治療の効果を高めたりするので，5つのRのうち「関連」「危険」「報酬」のなかから，患者の価値観にあった内容を選択する．

　「障壁」については，離脱症状，失敗を恐れる，体重増加，支援の不足，抑うつ，喫煙を愉しむ，喫煙仲間，効果的な禁煙方法の知識不足などがあり，それぞれの対処法を用いる．離脱症状のなかには，口腔の潰瘍があり，禁煙直後から2週間以内に約40%の喫煙者にみられたという報告がある．

　歯科での禁煙診療の特徴は，「反復」できる機会が多いことである．複数の受診回数があり介入を繰り返すことができることはもちろんのこと，1回の受診のなかでも複数の短時間の異なる内容の介入機会がある．これを，教育の機会（Teachable moment）と呼び，積極的な利用をすすめている．

表Ⅱ-1-1　動機付け支援に用いる一般的な内容と歯科領域の内容の概略

5つのR	一般的な内容	歯科領域の内容
関　連 （Relevance）	禁煙することと関連する，できるだけ患者に特別な意味のあることを示すと，禁煙動機へのインパクトが大きい．	患者の口腔症状や歯科治療と関連付ける．
危　険 （Risk）	喫煙を続けることによるマイナスの効果を患者に気付かせるように尋ねる．患者に最も関連するものを示唆して焦点が当たるようにする．低タール，低ニコチンは危険を除くことができないことを強調する．	口腔症状の悪化や歯科治療効果の低下を示し，全身の健康リスクを示唆する．受動喫煙も同様である．
報　酬 （Rewards）	禁煙することによる報酬の可能性を気付かせるように尋ねる．「危険」と同様に，患者に最も関連するものを示唆して焦点が当たるようにする．	禁煙することによる口腔の健康の改善や治療効果の回復を示す．
障　壁 （Roadblocks）	患者に禁煙の障壁や禁煙を妨害するものをみつけるように尋ねて，問題解決の方法を提案する．	
反　復 （Repetition）	動機付けが不十分な間，繰り返し介入する．禁煙に成功するまで，禁煙試行を繰り返していることが一般的であることを伝える．	歯科診療の機会は繰り返されるので，反復した介入には都合がよい．

(Clinical Practice Guideline, Treating tobacco use and dependence : 2008 Update より内容を改編，歯科領域の内容を追加した)

2章　動機付け面接

I 歯科衛生士が行う禁煙支援に必要な動機付け面接技法

1. 動機付け面接とは

　動機付け面接技法（Motivational interviewing, 以下MI）は，ミラーとロルニックにより考案された面接スタイルで，患者の意志決定や自律性を尊重する来談者中心的要素と行動変容に指向させる指示的要素をあわせもつ面接法である[1)〜4)]．

　MIは，米国精神医学会物質使用障害治療ガイドラインにおけるニコチン依存への心理学的治療に推奨されているほか[6)]，2008年に改定された「米国禁煙診療ガイドライン」における「禁煙を希望しない喫煙者への介入戦略」にあげられている[7)]．また，米国ではこのようにMIが禁煙指導・禁煙治療の標準的な治療戦略に位置付けられ，北欧では，歯周基本治療の口腔清掃指導の動機付け[8)]として推奨，導入されている面接法でもあるが，日本では，一部の書籍や教材で，禁煙指導・禁煙治療へのMIの適用方法が紹介されているだけである[9), 10)]．毎年，MIを正しく普及させるためのトレーナーを養成するセミナーが開催され，MIトレーナーが誕生している[3)]．

　一方的な権威的面接（図Ⅱ-2-1）とMI的面接後のそれぞれの行動変容の重要度，自信度の変化を比較すると，重要度と自信度は，権威的面接によって有意に低下し，MI的面接によって有意に上昇することが報告されている[11)]．

　歯科臨床に置き換えると，MIは，患者の意志や自律性を尊重し，患者自らが禁煙する気持ちを起こさせる面接法で，禁煙を希望して来るわけではない歯科医院の患者には最適である．

2. 日常臨床を振り返ると…

　みなさんは，患者に対して，「喫煙は，歯周病や口腔がんのリスク因子なので，タバコをやめるのが正しい治療方針で，やめるべきです！」「タバコを続けるのは絶対によくないのでやめるべきです！」といった権威的面接（図Ⅱ-2-1）をしていることはないだろうか．

> **動機付け面接**
> 「動機づけ面接」と使われることもあるが，本書では表記統一のため「動機付け面接」としている．

> 患　者：タバコをやめようかどうしようか迷っています．
> Ｄ　Ｈ：それは当然やめるべきでしょう．【時期尚早な忠告】
> 患　者：でも，決心がつかなくて…
> Ｄ　Ｈ：そうでしょうか？心の中ではどうすべきかわかっているはずですよ．【不同意，解釈】
> 患　者：タバコがないと落ち着かなくて．
> Ｄ　Ｈ：それは一時的なものですよ．禁煙補助薬で何とかなりますよ．【保証，時期尚早な助言】
> 患　者：今はまだその時期ではないと思うんです．
> Ｄ　Ｈ：でも，今すぐ始めないときっと後悔しますよ．【脅し】
> 患　者：そんなおおげさな！
> Ｄ　Ｈ：あなたのために必要なことなんですよ．【説教】
> 患　者：タバコを吸わないでいられる自信がありません！どうしたらいいですか？
> Ｄ　Ｈ：大丈夫ですよ！【保証】

図Ⅱ-2-1　権威的面接（MIでない説得例）

決してみなさんの考えは間違ってはいないが，すべてがうまくいくわけではない．以下のような，経験あるいは説明をしたことがないだろうか．

【歯科衛生士】

「○○さんの歯肉の腫れは，歯周病が進んで重症となった結果です．その主な原因がタバコです！」

「このままタバコを吸い続けていくと，歯周病がどんどん進み，歯がなくなってしまうかもしれません！」

「タバコをやめると，免疫力が正常に戻るので，最初は歯肉の出血や腫れが目立つ場合がありますが，その状態でブラッシングを正しくすれば，歯肉の出血や腫れがなくなってきます．体調もよくなりますよ．タバコは，絶対にやめてください．」

確かに，間違ったことは言っていない．しかし，患者は以下のような返答がほとんどではないだろうか．

【患　者】

「…はい，はい」

「まあそのうち考えますよ」

「タバコをやめるストレスのほうが悪いんじゃないですか？」

明確な歯科衛生士のアドバイスなのだが，時として，禁煙しようとは思っていない患者の抵抗を生み，空返事，言い訳が返ってくる（もちろん，うまくいくこともあるが）．話しているそばから，引いている，白けている，気がないことが伝わってくる，そのような患者には，そのまま（いわゆる権威的面接）では早期の変化は期待できない．

【歯科衛生士】
「あの患者さん，タバコをやめたら絶対よくなるはずなのに，いくら言っても空返事ばっかりで，なかなかやめようとしない．やめる気がないみたい」
「歯周病がひどいから，タバコをやめてブラッシングをしっかりすることが大事なのに，いくら言っても『わかった！わかった！』というだけで，全然やめる気がないみたい」
「間違ったことは言っていないのに，どうしたらいいのかしら？嫌な顔をされるし，こんなことなら，もう言うのはよそうかしら」

その際，みなさんは，自分自身の正しい認識を保ちつつ，喫煙する患者のタバコに対する方向性を探るために，患者のタバコに関する話をよく聴き，本人のタバコに対する価値観やなりたい方向を確認し，患者の気持ちが変化するために具体的に何が必要なのかを患者と一緒に考えていくことが必要になる．

その面接法がMIそのものになる．したがって，MIは，口腔清掃の動機付けがうまくいかない患者にも応用されている[7]．

3. 動機付け面接の基本的考え方

患者は，「変わりたい（タバコをやめたい），でも，変わりたくない（タバコはやめたくない）！」という両価的（どちらにも傾いている，アンビバレント；ambivalent）な「思考の綱引き」という心理状態にある（図Ⅱ-2-2）．

その際，あなたが「変わること（禁煙すること）」を強制しようとすれば，患者は抵抗して「変わらなくても（禁煙しなくても）いい理由」や「変われない（禁煙できない）理由」を並べ立て，変化から遠ざかろうとする．

一般的に，表Ⅱ-2-1のような抵抗の原則に基づいている[1)〜3), 9)]．

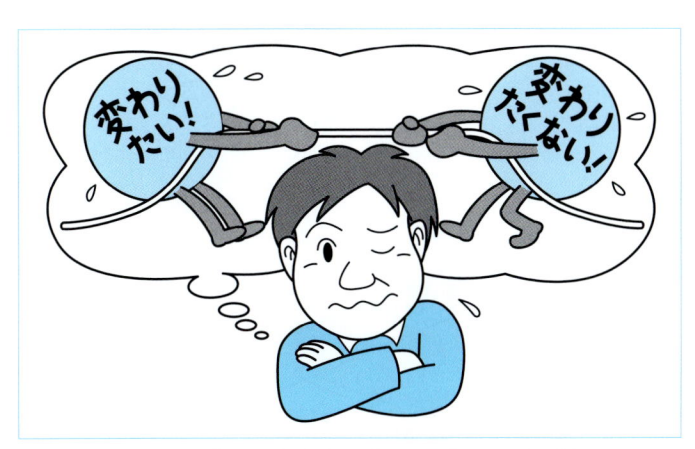

図Ⅱ-2-2 両価的（アンビバレント）な思考の綱引き状況

表Ⅱ-2-1　抵抗の原則

【否認】	害の過小評価 （無意識に害を認めない）	「自分の病気はタバコのせいではない」 「タバコの害は言われているほどではない」
【合理化】	効用の錯覚（誤解） （無意識にもっともらしい理由をつくり出す）	「タバコには○○というメリットがある」
【非理性的な信念】	障害の過大評価 （自滅的な決めつけ）	「禁煙は辛くて耐えられるものではない」 「禁煙したら死んじゃう」 「タバコ仲間を裏切ることはできない」
【その他】	社会的暗示 治療者や禁煙志向への抵抗 自己否定感など	「合法であるタバコが体に悪いはずがない」 「嫌煙派のいきすぎた態度が気に入らない！」 「健康なんてたいした価値はない」

表Ⅱ-2-2　動機付け面接法の基本戦略─共感的応答（OARS）─

O（Open Question）	開かれた質問	行動変容についての考えを自由な言葉で聴く．
A（Affirming）	是認，肯定	相手の強みや努力に言及する．
R（Reflecting）	聞き返し	相手の言葉をそのまま，もしくは理解した内容で返す．
S（Summarizing）	要約	それまでに出てきた話の内容を箇条書きのように並べ，相手に返す．

4．動機付け面接の基本戦略─共感的応答（OARS）─

「変わりたい（タバコをやめたい），でも，変わりたくない（タバコはやめたくない）！」という気持ちに共感しつつ，その両価性の矛盾を患者に気付かせ拡大するように要約して質問を投げかけていく．

共感的応答の具体的方法は，「OARS」という言葉で要約され（表Ⅱ-2-2），4つの応答を適宜使い，少しずつ変化を促していく（図Ⅱ-2-3）[1)〜3), 9)]．

図Ⅱ-2-4に「OARS」の具体例を示す．同じ発言で始まる図Ⅱ-2-1との差を感じよう．図Ⅱ-2-1の例では，患者は両価的な状態を自己吟味するための援助を与えられていないばかりでなく，反論を封じられて1つの方向に押しまくられている．

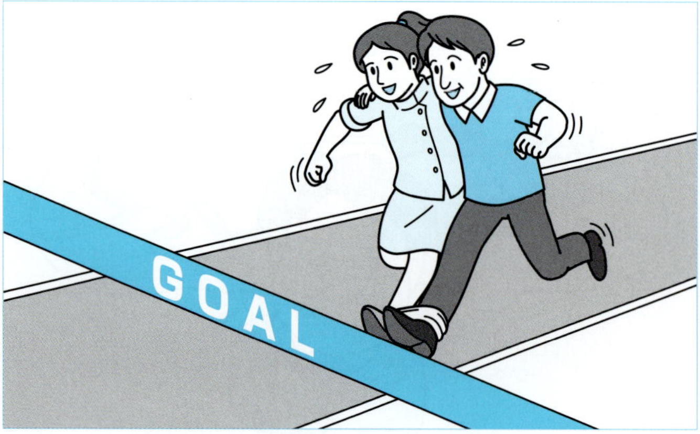

図Ⅱ-2-3　共感的応答（OARS）
患者さんと歯科衛生士との共同作業で，ゴールを目指すイメージです．

> 患　者：タバコをやめようかどうしようか迷っています．
> Ｄ　Ｈ：それはどんな理由で？【開かれた質問】
> 　　　　＊焦らずに，どうしてそのように思うようになったかを開かれた質問で確認します
> 患　者：最近，歯肉の腫れがひかないし，胃の調子までよくないんです．でも，タバコがないと落ち着かなくて…
> Ｄ　Ｈ：最近，歯肉の腫れがひかないのが心配だし，胃の調子までよくないんですね【聞き返し】
> 患　者：まあ，胃の調子はタバコのせいばかりとは限らないし，ここで相談しても仕方がないんですけどね．
> Ｄ　Ｈ：何が原因かわからなくて不安というのもあるのでしょうか．【聞き返し】
> 患　者：そうですね．妻も心配しているし，子どもも小学校でタバコの授業があったようで，やめろやめろとうるさいんです．
> Ｄ　Ｈ：歯肉の腫れや胃の調子が悪いのはタバコのせいとは限らないのに，奥さんもお子さんもうるさいんですね…【聞き返し】
> 患　者：いやまあ，歯肉の腫れはかなり影響しているとは思いますよ．できればやめたほうがいいんでしょうけどね．
> Ｄ　Ｈ：歯肉の腫れが影響しているとすると，どうしてやめたほうがいいと思われるんですか？【開かれた質問】
> 患　者：体に影響が出ているという証明ですからね．いずれもっと大きな病気になるかもしれません．
> Ｄ　Ｈ：大きな病気というと，たとえばがんとか…でしょうか．【聞き返し】
> 患　者：まあ…親父が心筋梗塞で亡くなりましたからね．
> Ｄ　Ｈ：がんとか心筋梗塞になるのはちょっと具合が悪いんですね．【聞き返し】
> 患　者：そりゃそうでしょ．まだ働かなくちゃいけないですからね．
> Ｄ　Ｈ：困りましたね…どうしましょう？【開かれた質問】
> 患　者：いやあ，ちょっと禁煙がんばってみます．

図Ⅱ-2-4　共感的応答（OARS）の具体例

面接中，自分の問題に向き合っておらず，表面的に歯科衛生士の言動に対処することのみに労力を使っている．図Ⅱ-2-1のような応答がまったく駄目というわけではなく，歯科衛生士に依存的で絶えずアドバイスを求め続けるような患者には有効である場合もある．しかし，図Ⅱ-2-1の例のように，歯科衛生士の言動に反応して抵抗が起きているような場合は，方法の変更が必要である[1)〜3), 9)]．

> 【OARSのポイント解説】
> ❶ 開かれた質問とは，「はい」「いいえ」で回答できない質問のことで，患者のタバコに対する思考や感情を表現してもらうことで動機付けへのきっかけをつくることになる．
> ❷ 相手の強みや努力に言及する．たとえば，「周囲の状況を客観的に見られていますね」などの言葉になる．
> ❸ 聞き返しでは，本来の意味を推測して，相手の言葉をそのまま肯定文（または否定文）の形で言葉を返す．完全に相手の言葉をオウム返し＊してもよいが，言葉の背景にある感情や価値観が明確化できる表現に意訳して聞き返していくことがより望ましい（図Ⅱ-2-5）．

オウム返し
他人の言ったことを言ったとおりに言い返すこと．単純な繰り返し．

❹ どの程度の「意訳」が適切かは，患者の反応をみながら調節する．単純なオウム返しと「意訳」の違いは，図Ⅱ-2-4 の例によって理解できる．すなわち，図Ⅱ-2-4 のオウム返しの例では，患者が禁煙したほうがいい理由を取り下げてしまっている．図Ⅱ-2-4 の冒頭部分において，「胃の調子までもよくないんですね？」という質問でなく「胃の調子までよくないんですね」というような肯定文（または否定文）で【聞き返し】を行っているが，質問文を避けることで抵抗を呼び覚ます可能性を減じている．質問文は受け手に確認作業を要求し，聞かれたことが事実かどうかの自問を促すことになる．この反応は，自分の発した言葉の意味を味わってもらうという【聞き返し】の目的からは微妙に異なる．たとえば，図Ⅱ-2-6 の 2 種類（文末の音を上げるかどうか）の【聞き返し】の違いを比べるとわかりやすい．文末を上げないで，下げることが大切である．

❺ 【要約】は，両価性の状態を明確にするために用いられる．原則として現状維持に留まる理由を先，行動変容が必要な理由を後に並べ，行動変容の必要性が印象に残るようにする．この際，接続詞として「しかし」「でも」などを使わず，「そして」「一方で」「同時に」などを使うことが重要である．「しかし」「でも」は，前に話した言葉を曖昧にして両価性の矛盾も曖昧にする場合と患者が矛盾を指摘されて責められているように感じる場合がある．どちらにしても，本来の【要約】の目的は果たせなくなる．「そして」「一方で」「同時に」などを使うとしても，歯科衛生士が両価性の矛盾を指摘する言動になることは避ける．矛盾を指摘されたと感じた患者は，釈明または矛盾の理由付けを始め，矛盾を実感することからは遠ざかっていく．

歯科衛生士は，矛盾に気付かぬポーカーフェイスをもって，患者が自己像を映す鏡になる必要がある．この作業はちょうど，歯科衛生士が，患者から 1 本ずつもらった花を束ねて，花束にして患者に返すことに例えることができる[1)〜3), 9)]．

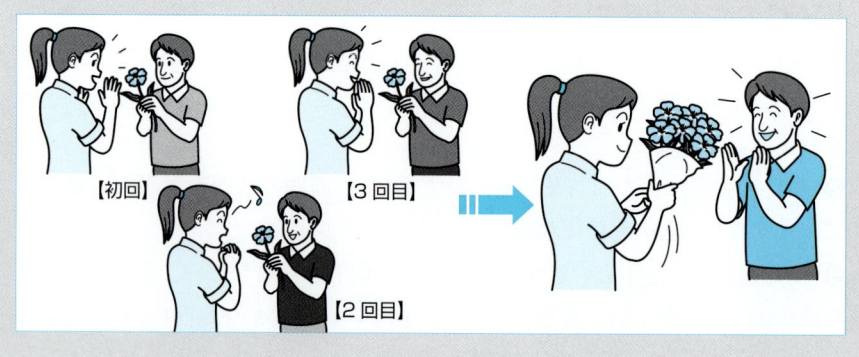

【事実関係にこだわらず背景にある感情を聞き返す】

患　者：まあ，胃の調子はタバコのせいばかりとは限らないし…
Ｄ　Ｈ：何が原因かわからなくて不安というのもあるのでしょうか…
患　者：そうですね．妻も心配しているし…

【控えめな表現で聞き返す】

患　者：親父が心筋梗塞で亡くなりましたからね．
Ｄ　Ｈ：心筋梗塞になるのはちょっと具合が悪いんですね．
患　者：そりゃそうでしょ．まだ働かなくちゃいけないですからね．

図Ⅱ-2-5　感情的内容を含む言動に対する【聞き返し】

「タバコがないと仕事に差し支える？」	↗	（文末上がる）
「タバコがないと仕事に差し支える」	↘	（文末下げる）
「心の底から禁煙を望んでいる？」	↗	（文末上がる）
「心の底から禁煙を望んでいる」	↘	（文末下げる）

＊文末を上げたくなるが，文末を下げてみるだけで，相手の反応が異なることを試す．
＊文末を上げると，内容により閉じた質問となり，「はい」「いいえ」で会話が中断してしまうことがある．

図Ⅱ-2-6　文末の違いによる印象の違い

5. 動機付け面接のトレーニングの重要性

　MIは，実践の現場で使う技術である．したがって，みなさんは，反復して確認し，実際に使えるように練習していくことが大切である．実際にやってみて患者から得られた反応，こう言えばいいのかといった手応えをつかめる．患者が間違った方向にいったときに，無理やり歯科衛生士がもっていきたい方向にもっていくのではなく，患者に寄り添いつつ，本人が本当にいきたい方向を探りながら，軌道修正していく援助をしていくのがMIである．技術的なことだけができればMIということではない．さっそく，目の前の患者から，MIの技法を思い起こしながら，始めてみよう．失敗は恐れなくても大丈夫．まずは始めることである！

　また，ここまでの内容は，MIの必要最低限の要素である．これを機会に，MIに関するワークショップなどに参加し，うまくやっている人の様子をみながら観察学習をすることで，より深く学ぶこともできる．

3章 口腔症状との関連付け

I 関連付けの基本

　「米国禁煙診療ガイドライン」の5つのRの口腔領域の内容を，患者が自ら気付くことは難しい．歯科患者は，口になんらかの異常があったり，口の健康への関心が高かったりして来院するので，自分の健康状態への関心は普段よりずいぶん高まっている．そのため，患者が自分の口腔状態や歯科治療の内容を喫煙と関連付けることで禁煙動機を高めることができる．喫煙と関連する口腔の疾患や症状はさまざまであり，主要な歯科治療の効果とも関連することから，「患者教育の機会」を動機付けのチャンスと捉えて，禁煙動機を高める一般的な内容に展開していく．

　歯科受診をきっかけに動機付け支援が積極的に行われるように，具体例を以下に示す．喫煙と関連する口腔の話題を「歯周病治療」，「抜歯処置と欠損補綴」，「その他の歯科治療」，「熟年世代」，「若年者と二次喫煙」に分類した（**表Ⅱ-3-1**）．個々の患者の口腔の状況や治療の内容，治療を行うタイミングに応じて，この分類にとらわれずに関連付けることで，動機付け面接技法が効果的に活かされる．

Ⅱ 関連付けの実際

　動機付け支援に用いられる内容（5つのR）のうち，歯科受診に特徴的な内容は，「（喫煙してきたこととの）関連」，「（喫煙を継続する）危険」，「（禁煙することによる）報酬」である．動機付け面接では，患者がこうした内容に気付くようにカウンセリングを行う．口腔の症状や歯科治療の内容については，患者に説明する責任がある．患者が受診した理由やこれから行う歯科治療の内容と喫煙との「関連付け」から動機付け支援を始めるとスムーズな流れができる．

　歯の着色を気にしている患者には，「喫煙は歯が黒くなる原因になります．（手鏡をみせて）○○さんの前歯の歯と歯の隙間のこうした着色は，タバコを吸っていることで，より黒くなっているのでしょう」などと，5つのRの関連付けの会話を行い，「○○さんは，歯の着色以外では，タバコを吸い続けると身体のほかの部分にどのような危険があるとお考えですか」と，少し方向性をもたせた開かれた質問で，

表Ⅱ-3-1　歯科患者の動機付け支援のきっかけとして話題にする内容

項目	口腔の疾患や症状	歯科治療
歯周病治療	歯周病のリスク，根面齲蝕のリスク，歯肉退縮，根面の露出，歯の支持組織の破壊，歯肉膿瘍のリスク，唾液の性状変化，歯石沈着，歯肉の肥厚，歯肉出血，歯周ポケット細菌叢，歯周病原細菌，免疫反応，線維細胞，微小血管	歯周病の治療効果（非外科的治療，外科的治療，メインテナンス），歯周ポケット細菌叢の後戻り，歯周病治療後の免疫反応
抜歯処置と欠損補綴	歯の喪失リスク，咀嚼能力，歯槽骨炎，歯の支持組織の破壊，根面齲蝕，根尖性歯周炎	欠損補綴，インプラント治療，抜歯後の創傷治癒
その他の歯科治療	齲蝕のリスク，歯の着色，口腔顔面の痛みのリスク，齲蝕原因菌，バイオフィルム	充塡物の着色，根管治療，歯の修復物
熟年世代	口腔がんのリスク，白板症のリスク，粘膜症状のリスク，口腔粘膜の劣化，義歯のタバコ臭，味覚の減退	
若年者と二次喫煙	歯肉メラニン色素沈着，タバコ口臭，子どもの口唇口蓋裂のリスク，受動喫煙による齲蝕のリスク，受動喫煙による歯周病のリスク，受動喫煙による子どもの歯肉メラニン色素沈着の増強	歯肉メラニン色素脱色手術の再発防止

　喫煙のマイナスの可能性を見出すように尋ねることができる．また，「これから○○さんの歯をクリーニングします．禁煙することで歯の着色は改善されます」などと歯科治療と関連付けて，「禁煙されるとほかにどのようなよいことがあると思いますか」と尋ねることで，禁煙のプラス効果の可能性をみつけるきっかけにする．
　先の例では，喫煙を続けた場合の損失と禁煙した場合の報酬の2つの内容を示した．一方，禁煙の報酬は喫煙の損失と比べると，会話のなかに「禁煙」という言葉が入っているため，自然な流れで禁煙の会話が進む場合がある．表Ⅱ-3-2に禁煙の報酬についてまとめた．

　「米国禁煙診療ガイドライン」の，禁煙による報酬の一般的な内容には以下のようなものがある．「健康状態が改善する」，「食べ物がよく味わえる」，「お小遣いが減らないでお金が貯まる」，「自分自身に気持ちがよい」，「家，車，服，息の臭いがよくなる」，「親が禁煙すると子どもが将来喫煙する可能性が減り，子どものよい手本になる」，「赤ちゃんや子どもがより健康になる」，「身体運動がよりよく行える」，「皮膚のしわが減ったり歯が白くなるなど見栄えがよくなる」などである．
　禁煙を妨げるものには，「退薬症状が出る」，「失敗への心配や恐怖心がある」，「体重が増加する」，「禁煙のサポートがない」，「抑うつ感が起こる」，「タバコを愉しむ」，「ほかの喫煙者と一緒にいる」，「効果的な禁煙方法の知識が限られている」などがある．

1. 歯周病の治療を受ける患者

1）喫煙継続の危険の会話例

- 「喫煙により歯周病のリスクが増大します．喫煙者では1.4～5倍，歯周病のリスクが高まります」【禁煙の報酬あり】
- 「喫煙を続けると歯周病が進行するリスクがさらに増大します．喫煙本数や喫

表Ⅱ-3-2 歯科患者への禁煙の報酬として話題にする内容

項目	口腔の疾患や症状	歯科治療
歯周病治療	歯周病のリスク減少（10年で非喫煙者のレベル），歯周組織破壊減少	歯周病治療効果改善（1年で非喫煙者のレベル），歯周ポケット内の正常細菌の構成の維持
抜歯処置と欠損補綴	歯の喪失リスク減少（10年で非喫煙者のレベル）	補綴物の維持
その他の歯科治療	齲蝕リスク減少（20年で非喫煙者のレベル），前がん病変のリスク減少，口腔粘膜劣化の回復，タバコ臭減少，味覚回復	
若者と受動喫煙	歯肉メラニン色素沈着減少（6年以上で非喫煙者のレベル），タバコ口臭減少，二次喫煙のリスク減少	歯肉メラニン色素沈着脱色手術後の色素沈着の再発防止

煙年数が増えるとリスクが増大し，歯周病が重症になります」【禁煙の報酬あり】
- 「喫煙により根面齲蝕のリスクが増大します．喫煙による歯周病のために歯茎が下がって，歯の根面が露出するので齲蝕になる機会が増えるからです」
- 「喫煙により歯を支える歯槽骨や歯と歯槽骨をくっつける線維細胞が破壊されます．破壊が進むと歯を支えきれなくなります」
- 「喫煙により歯茎が腫れるリスクが増大します．唾液の性状が変化して歯石が沈着しやすくなります．歯石の表面は粗いので歯茎の内面が傷付いて細菌が入りやすくなると考えられています」
- 「喫煙が原因の歯周病では，歯茎が健康だと勘違いし発見が遅れて，歯周病が重症化するといわれています．歯茎の表面だけ線維化が進むので歯茎が引き締まっていると勘違いをしてしまうのです．また，歯周組織の破壊が進んでいるのに歯茎からの出血が少ないために歯周病の進行に気付くのが遅れます」

2) 禁煙の報酬の会話例
- 「禁煙することにより歯周病のリスクが減少します．禁煙を続けるとリスクは減少していき，約10年で非喫煙者と同じくらいに近付きます」
- 「禁煙することにより歯周組織破壊の進行が緩やかになります．その結果，歯を支える組織が維持されて歯の喪失のリスクも減少します」

3) 喫煙と歯周病の関係メカニズムの説明
- 「*P. gingivalis* という細菌が歯周病原細菌として有名です．タバコ成分の刺激を受けると，この細菌は毒性の強い繊毛を増やして病気を起こす力を強めます（図Ⅱ-3-1)」
- 「*P. gingivalis* は，タバコ成分に触れるとバイオフィルムの厚さを5倍，その内容物も3倍に増やし，バイオフィルムのなかで成長しやすくなります．また，歯茎の細菌への防御力を低め，歯茎を刺激してコラーゲン線維を分解しやすくします（図Ⅱ-3-2)」
- 「喫煙は，歯肉の溝で増え始めたバイオフィルムの細菌の構成（プロフィール）を変えて病原性を強くして，歯周組織破壊を導く免疫反応が現れます」

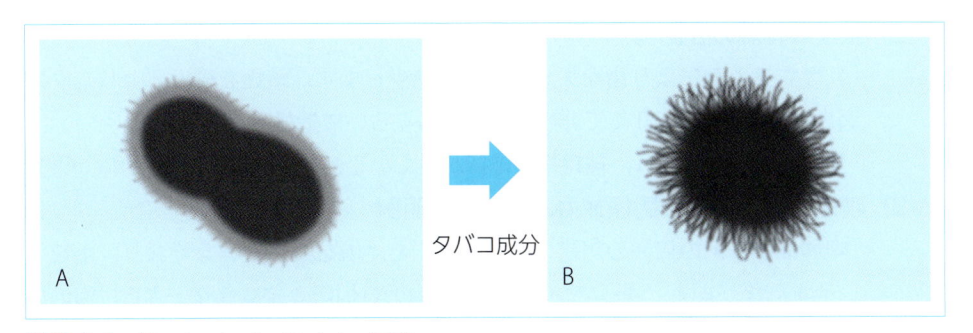

図Ⅱ-3-1　*P. gingivalis* のイメージ図
A：分裂前，B：タバコ成分の刺激を受けると性質を変え，毒素の強い繊毛が増える

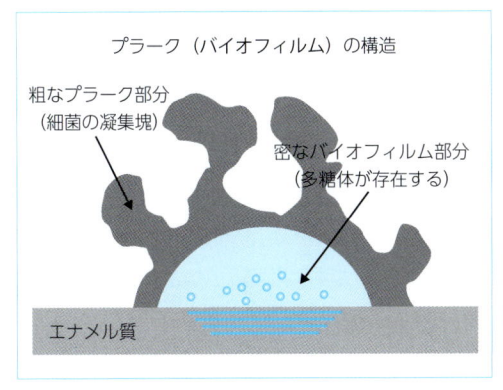

図Ⅱ-3-2　プラークバイオフィルム
タバコ成分に触れるとバイオフィルムの厚さが5倍，内容物も3倍に増える．

- 「喫煙は歯茎に作用し，歯周組織に酸素や栄養を運びにくくします」
- 「ニコチンは歯と骨を繋ぐコラーゲン線維を傷付けて結合する力を弱め，歯槽骨を破壊に導き，歯を支える力や細菌への抵抗力を弱めます」

2. 抜歯処置，欠損部の補綴を受ける患者

1）喫煙継続の危険の会話例

- 「喫煙により歯を失うリスクが2～4倍増大します」
- 「喫煙本数が増えたり，喫煙年数が増えるとリスクが増大し，さらに多くの歯を失います」【禁煙の報酬あり】
- 「喫煙を続けると，よくかめなくなるリスクが増大します．喫煙により，さらに歯を失いやすくなるので，補綴物の治療が増えることが報告されています」【治療効果】
- 「喫煙によりインプラント失敗のリスクが2～3倍高まります」【治療効果】
- 「喫煙により抜歯後の傷の治りが悪くなることがあります．そして，喫煙により歯茎にとどまっていた炎症が骨の奥まで進むリスクも高まります」【治療効果】

> **禁煙の報酬**
> 禁煙の報酬には，病気のリスクを減少させる報酬と，治療効果を改善させる報酬の2通りがある．

2) 禁煙の報酬の会話例
- 「禁煙することにより歯を失うリスクが減少します．禁煙を続けるとリスクは減少していき，約10年で非喫煙者と同じくらいに近付きます」
- 「禁煙することにより，補綴物の維持が長くなると考えられます」【治療効果】

3) 喫煙と歯の喪失の関係メカニズムの説明例
- 「喫煙により歯の周囲の組織の破壊が続くと，歯を支えきれなくなり，歯を失いやすくなります．残っている歯のかむ力の負担が大きくなり，さらに歯の周囲の破壊が進んで歯を失いやすくなります」
- 「喫煙により歯茎が下がって，歯の根元の齲蝕が進行しやすくなり，根元の部分だけになって，歯を失いやすくなります．根元だけでなく，歯全体の齲蝕のリスクも高まることが最近わかってきました」
- 「喫煙を続けると，歯の根の先の部分の傷の治りが悪くなり，歯を失いやすくなるとも考えられています」

3．その他の歯科治療を受ける患者

1) 喫煙継続の危険の会話例
- 「喫煙により成人の齲蝕のリスクが高まることが指摘されています」
- 「喫煙により歯が着色して黒くなります．歯と歯の隙間の着色が目立ちます」
- 「喫煙により修復物が黒く着色して詰めものが目立ってきます」【治療効果】
- 「喫煙により口，顎や顔面の痛みのリスクが増大します」
- 「喫煙により根の神経部分を治療するリスクが増えます」

2) 禁煙の報酬の会話例
- 「禁煙した人は，齲蝕になるリスクが減少すると報告されています」
- 「禁煙することにより歯への色素の再沈着が少なくなります」
- 「禁煙することにより前歯に詰めた修復物への着色が少なくなります」【治療効果】
- 「禁煙することにより歯が長く維持できて，歯の修復の効果が保持されます」【治療効果】

3) 喫煙とその他の歯科疾患の関係メカニズムの説明例
- 「ニコチンは齲蝕原因菌の *S. mutans* に作用してバイオフィルムをつくる活動を盛んにします」
- 「ニコチンにより齲蝕の範囲が広がることが動物実験で確かめられました．喫煙がバイオフィルムを広げて歯を溶かす範囲が広がったと考えられます」

4．熟年の喫煙患者

1）喫煙継続の危険の会話例
- 「喫煙により，歯肉癌，口唇癌，口底癌，舌癌といった口腔がんのリスクが高まります」
- 「白板症や紅板症は，口腔がんの前段階の粘膜の病気（前がん病変）で，喫煙によりリスクが高まります．慢性肥厚性カンジダ症，正中菱形舌炎，扁平苔癬，黒毛舌，喫煙者口蓋（ニコチン口内炎），喫煙者口唇といった粘膜の症状のリスクが高まります」
- 「喫煙により，歯肉が厚くなったりするなど，口腔粘膜の劣化（過角化）が進みます」
- 「義歯を使っている方は，義歯にタバコ成分が沈着して，タバコ臭が増加します」【治療効果】
- 「喫煙すると舌の味覚を感じる能力が低下します」

2）禁煙の報酬の会話例
- 「禁煙すると口腔がんのリスクが減少します．禁煙を続けるとリスクは徐々に減少していき，20年以上続けると非喫煙者と同じくらいに近付きます」
- 「禁煙することにより前がん病変のリスクが減少し，口腔粘膜の劣化が回復していきます」
- 「禁煙することにより義歯のタバコ臭が減少します」【治療効果】
- 「禁煙することにより舌の味覚が回復し，美味しく味わえるようになります」

3）喫煙との関係メカニズムの説明例
- 「タバコ煙中のニトロソアミンなどの発がん物質ががんを誘発します．それに加えて口腔がんで特徴的なのは，アルコールを摂取すると，発がん性物質が粘膜に作用しやすくなり，リスクが大幅に高まるということです」

5．若年の喫煙患者

1）喫煙継続の危険の会話例
- 「喫煙により歯肉へのメラニン色素沈着が増強されます」
- 「喫煙によりタバコ臭が増加します．けれども，タバコ臭は喫煙している本人にはわかりません」
- 「妊娠中の喫煙により，生まれてくる子どもが口唇口蓋裂になるリスクが増大します」

2）禁煙の報酬の会話例
- 「禁煙することにより，歯肉へのメラニン色素沈着が減少します．禁煙を続けるとリスクは減少していき，6年以上続けると非喫煙者と同じくらいに近付き

ます」
- 「禁煙は，歯肉のメラニン色素を脱色する手術を受けた後の色素沈着の再発の防止になります」
- 「禁煙することにより，タバコ臭が減少します」

3) 喫煙との関係メカニズムの説明例
- 「歯肉のなかにあるメラニン色素を産生する細胞は，タバコの煙にとても敏感です．メラニン色素を産生する細胞が刺激を受けて，メラニン色素が発色します」

6. 二次喫煙

1) 二次喫煙の会話例
- 「二次喫煙により，成人の歯周病のリスクが増大します」
- 「二次喫煙により，小児や未成年者の齲蝕のリスクが増大します」
- 「二次喫煙により，子どもの歯肉メラニン色素沈着が増強すると指摘されています」
- 「最近，各国で受動喫煙防止条例ができて，二次喫煙が減ると，急性の心臓血管疾患などで入院する非喫煙者が目にみえて減少することがわかりました．二次喫煙の身体への影響は，思った以上に深刻なのです」

Ⅲ編

禁煙支援

1章 行動変容―行動科学理論と禁煙支援―

ここでは，禁煙支援などの保健指導に役立つ行動科学の理論やモデル，方法論について概説し，禁煙支援への応用について解説する．

I 行動科学とは

行動科学は，人間の行動を学際的に研究し，人間の行動の理解を通して，人間の行動にかかわる諸問題を解決することを目的とする科学である．行動科学においては，人間の行動の成立または変容過程に関する一般法則を究明するために，観察，調査，実験といった科学的方法を用いて研究が実施され，その成果として理論やモデルが提唱されている．

行動科学理論やモデルに基づいて保健指導や健康教育を行うことのメリットとして，①理論やモデルに示されている行動の変容過程にかかわる要因を確認しながら，効果的に企画や介入プログラムの開発を進めることができる，②保健指導や健康教育の評価として，行動の変化のみを指標とするだけでなく，介入対象とした行動変容の関連要因の変化も含めて評価することにより，より綿密な評価が可能になり，企画，実施上の問題点や改善点が明らかになることがあげられる．

II 行動科学における代表的な理論やモデル

行動科学における理論やモデルの研究は，20世紀前半の学習理論（行動主義的行動理論）の研究に始まった．この学習理論は，心理学を基盤として構築されたものであるが，20世紀後半に入って，社会心理学や社会学を基盤とする理論やモデルの研究が米国を中心に行われ，行動科学分野の理論やモデルが提唱されている[1]．ここでは代表的な理論やモデルを紹介する．

1. オペラント学習理論

心理学においては，経験を通して行動が成立または変容する過程を学習という．

学習理論は，1912年にワトソンによって提唱された行動主義とそれを発展させたハルの新行動主義を基礎として築きあげられてきた．学習理論の基本的な考え方は，外的な強化刺激（報酬や罰）を用いて被験体の行動（反応）の頻度を操作するというものである[2]．スキナーのオペラント学習理論は，新行動主義に基づく学習理論の代表的なものである．図Ⅲ-1-1に示すように，行動を先行刺激（きっかけ），行動（反応），強化刺激（結果）という流れで解釈する．すなわち，行動が出現する時には，その行動を出現させる「きっかけ」があり，行動が終わった後には，その行動を維持させる「結果」があると考える．特にスキナーの考え方では，人間の行動の多くが，オペラント条件付け（ある行動が起こった時に，すぐに強化を随伴させる方法）によって形成されると考え，強化を重視している．

【禁煙支援への応用例】
❶ 禁煙する前に，手帳などを使って1日の喫煙行動（吸った時間や場所，吸った後の気分など）を記録するようアドバイスをする
　➡喫煙の「きっかけ」と「結果」の結びつきに関する自己観察
❷ 喫煙の「きっかけ」となる飲酒の席での対処法やストレスの上手なコントロール方法を学ぶよう手助けする
　➡「きっかけ」への対処
❸ 禁煙できたかどうかをカレンダーに毎日記録し，目標を達成できたら自分自身にご褒美を与えるようにする提案する
　➡「結果」への働きかけ

2. 社会的学習理論（社会的認知理論）

スキナーの学習理論に代表される強化理論に対する批判として，人間の認識や価値観を考慮しておらず，人間の単純な行動のメカニズムを説明することはできても，より複雑な社会的行動を説明するには限界があることが指摘されている．そこで，認知的要因を重視した学習理論が発展した．バンデューラらが提唱した社会的学習理論（社会的認知理論）はその代表的なもので，人間の行動を人と環境と行動の三者の相互関係のなかで捉え，人間行動を説明している．

この理論は，行動の形成や変容がその行動結果のみに依存すると考える従来の学

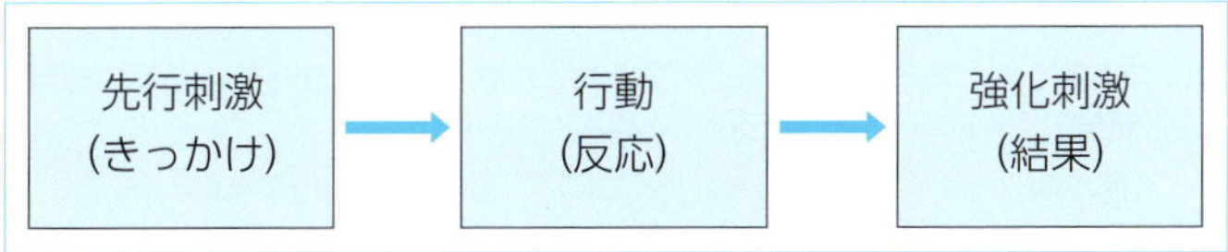

先行刺激（きっかけ） → 行動（反応） → 強化刺激（結果）

図Ⅲ-1-1　学習理論からみた行動の基本的枠組み
（高橋浩之：健康教育への招待．大修館書店，1996．より）

習理論を越えて，他人の行動の観察学習やシンボルによっても行動が形成され変容されるとする．また，直接経験する報酬や罰だけでなく，他人の報酬や罰をみたり，あるいは自己強化（自己報酬や罰）によって行動が変容されるというセルフコントロールの考え方を提唱している．さらに，自己経験や代理経験を通して自己効力を強化することにより行動が変容されるという新しい概念も提唱されている．

表Ⅲ-1-1に社会的学習理論の主な概念と行動変容の支援への応用の基本的な考え方を示した[1]．効果的な支援を実施するためには，行動変容の原動力となる「人間に特有な基本的能力」，すなわち，未来を考える能力，シンボルを使ったり代理的経験を利用する能力，自分自身を調整する能力，自己反省の能力の存在についてよく理解し，それらの能力を高めるよう工夫することが大切であるとされている．

【禁煙支援への応用例】
❶ 禁煙するにあたって不安や問題点を聞き出し，その解決策を一緒に考え，禁煙に対する自信が高まるよう支援する
　➡「自己効力」が高まる働きかけ
❷ 禁煙を始めてから，飲酒の席などでタバコをすすめられた際に上手に断われるようにロールプレイなどを用いて断り方の方法が身に付くように支援する
　➡「行動学的能力」が高まる働きかけ

表Ⅲ-1-1　社会的学習理論の主な概念と行動変容の支援への応用

概念	定義	行動変容の支援への応用
相互決定主義 (Reciprocal determinism)	個人的要因，環境的要因，行動の3要因の相互関係のなかで行動を理解するという考え方	自己改善，環境改善，行動技術の習得など，行動変容のために取りうる手段をできるだけ多く考える．
結果期待 (Outcome Expectations)	行動を実行した場合に生じる状況や得られる結果に対する期待	健康的な行動により得られるポジティブな結果を成功事例を通して象徴的に示す． 行動変容により得られる結果のうち，得られる可能性の高い結果や本人がより重要と考える結果を強調して示す．
自己効力 (Self-efficacy)	行動を実行する自信	行動実行のプロセスをスモールステップに分類し，各ステップを順に達成しながら自己効力を高める． 身近な成功事例を紹介したり，周囲からの励ましや支援を用いる．
行動学的能力 (Behavioral Capability)	行動を実行するための知識や技術	保健行動に関する技術トレーニングを通して，知識や技術を習得するための学習を促す．
観察学習 (Observational learning)	他人の行動やその結果を観察することによる行動の習得	目標行動のロールモデルを設定する．
セルフコントロール (Self-control)	自ら設定した行動目標を達成するために行動をコントロールし自己調整すること	自己観察や自己契約の手法を用いる．
強化 (Reinforcements)	報酬や罰を用いて，行動を繰り返して行う反応を増強または減弱させること	自己強化や外的強化を用いる．

(Glanz, K., et al, eds.: Health Behavior and Health Education-Theory, Research, and Practice, 4th ed., Jossey-Bass, 2008. より)

❸ ヘビースモーカーの喫煙者には，同様にヘビースモーカーでうまく禁煙できたケースの話をし，禁煙に成功したポイントを紹介して，禁煙の動機や自信を高める
　➡「観察学習」を使った「結果期待」への働きかけ

3. 健康信念モデル（ヘルス・ビリーフ・モデル）

　健康信念モデルによれば，ある疾病を予防する行動を実行するには，「ある疾病の恐ろしさの自覚」と「予防的保健行動をとることによる利益と負担の損益計算の理解」の2つが，特に重要な要因とされている（図Ⅲ-1-2）[1]．ここで，前者は「特定の疾病に罹患する可能性の認知」と「特定の疾病に伴う結果の重大さの認知」を掛け合わせたもの，後者は，予防的保健行動をとることのメリットとデメリットに対する各々の期待と価値を掛け合わせたものの差とされている．なお，このモデルは提唱後，社会的学習理論における主要概念の1つである自己効力の概念を取り込み，モデルの拡張がはかられている．

【禁煙支援への応用例】
❶ 喫煙者の健康状態や関心事などを踏まえて，喫煙による健康面や生活面への悪影響について，喫煙者の心に響く個別的な情報を提供したり，喫煙から生じる病気の恐ろしさを視覚的に訴える
　➡「ある疾病の恐ろしさの自覚」への働きかけ
❷ 禁煙による健康面や生活面での改善効果について，喫煙者の心に響く個別的な情報を提供したり，身近な実例などを用いて示す

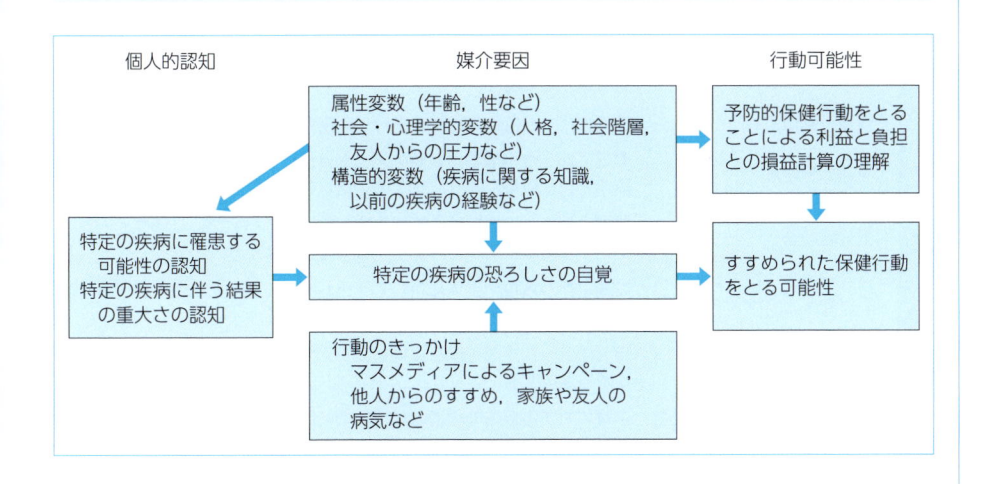

図Ⅲ-1-2　健康信念モデル
（松本千明：医療・保健スタッフのための行動理論の基礎 生活習慣病を中心に．医歯薬出版，2002．より）

➡予防的保健行動をとることのメリットを高める働きかけ

❸ 禁煙に伴うつらさなどの心理的負担感を減らすために，禁煙治療や禁煙補助薬を利用すれば，比較的楽に確実に禁煙ができることについての情報を提供する

➡予防的保健行動をとることのデメリットを減らす働きかけ

4. 保健行動のシーソーモデル

保健行動のシーソーモデルによれば，保健行動を促進する要因（動機）と，保健行動を妨げようとする要因（負担）の力関係のなかで，行動の実行が決定される（図Ⅲ-1-3)[3]．さらに，シーソーの支点を動かす力として，行動を実行する自信感や周囲からのサポートなどがあるとされている．

> これらのサポート方法は，その多くが社会的学習理論をはじめとする理論やモデルに基づいたものであり，禁煙をはじめ，その他の生活習慣改善の保健指導や健康教育に容易に組み入れることができ，その応用範囲は広いと思われる．

【禁煙支援への応用例】

①動機強化法	・喫煙の健康影響や禁煙理由の確認	喫煙の健康影響や禁煙すべき理由を健康状態や個人的関心事などと関連付け，より個別化した理由を認識することによって動機を強める．
	・禁煙の効果の確認	禁煙による効果を書き留め，それを確認することにより，禁煙の動機を強める．
	・自己観察法	喫煙行動の自己観察記録，喫煙タイプやニコチン依存度の分析などを通して，禁煙の動機を強める．
	・動機の連合法	本人が生き甲斐と感じている行動の動機と禁煙を連合させ，禁煙の動機を強める．
	・自己賞罰法	自己報酬や罰を用いて，禁煙の動機を強化する．
②負担軽減法	・自己改善法	喫煙のきっかけとなる考え方や心のもち方を変える．
	・環境改善法	喫煙のきっかけとなる環境を改善し，喫煙の欲求をコントロールする．
	・行動パターン変更法	喫煙と結びついている生活行動パターンを変更して，喫煙の欲求を起こりにくくする．
	・代償行動法	喫煙の代わりに他の行動を実行し，喫煙の欲求をコントロールする．
	・見通し管理法	禁煙に伴う負担や喫煙再開のきっかけについて，専門家からの十分な説明と自己観察により，一定の見通しをもちながら対処する．
	・気分転換法	禁煙に伴う心理的負担を軽減するために，趣味や音楽，リラクゼーション法や自律訓練法などにより，気分転換をはかる．
	・ポジティブセルフトーク法	禁煙に伴う負担や苦痛に対して，それを乗り越えることにプラスの意味を見いだし，その意味を自らに語りかける．
③自信強化法	・スモールステップ法	自分に合った達成可能な目標を設定し，一歩一歩着実に自信感を強めながら達成する．
	・自信度チェックリスト法	禁煙に対する自信の程度を禁煙後の時間経過を追って自分で評価，自信感の高まりを認識する．
	・積極的学習法	禁煙中に，タバコを吸ったとしても，失敗自体を問題にしてくじけたり，自己嫌悪に陥らないで，失敗を学習のチャンスとして学んだことを次に生かす．

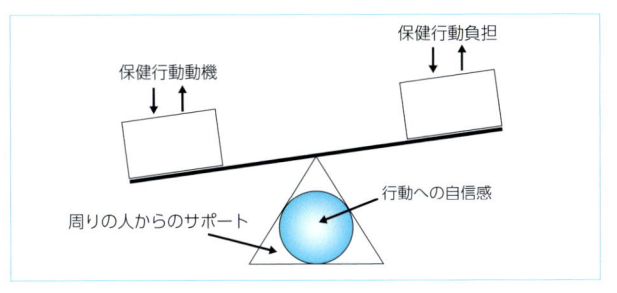

図Ⅲ-1-3 保健行動のシーソーモデル
（宗像恒次：行動科学からみた健康と病気－現代日本人のこころとからだ．メヂカルフレンド社，1987．より）

5．行動変容段階モデル—喫煙ステージ—

　米国の行動科学の研究者であるプロチャスカらは，保健行動の変容を1つのプロセスと捉え，その変容過程を5つのステージに分類する「行動変容段階モデル」を提唱している（図Ⅲ-1-4）[4〜5]．5つのステージ（喫煙ステージ）*とは，
① 無関心期（行動を変えることに関心がないステージ）
② 関心期（行動を変えることに関心はあるが，今後1カ月以内に行動を変えようと考えていないステージ）
③ 準備期（今後1カ月以内に行動を変えようと考えているステージ）
④ 実行期（行動変容を実行して6カ月以内）
⑤ 維持期（行動変容を実行して6カ月以上）である．

　このモデルは，もともと禁煙支援の研究や実践の経験に基づいて提唱された．また，禁煙だけではなく，体重コントロール，適正飲酒，高脂肪食の改善，運動，エイズ予防のためのコンドーム使用など，各種の生活習慣改善にも応用されている．

　このモデルを生活習慣改善の支援に導入することにより，クライアントの行動変

> **5つのステージ分類**
> プロチャスカが提唱したステージ分類は，
> ①前熟考期（今後6カ月以内に行動を変えようと考えていないステージ），
> ②熟考期（今後6カ月以内に行動を変えようと考えているが，この1カ月以内に行動を変えるまでに至っていないステージ），
> ③準備期，
> ④実行期，
> ⑤維持期
> の5分類であるが，ここではわが国でよく用いられている分類を用いた．

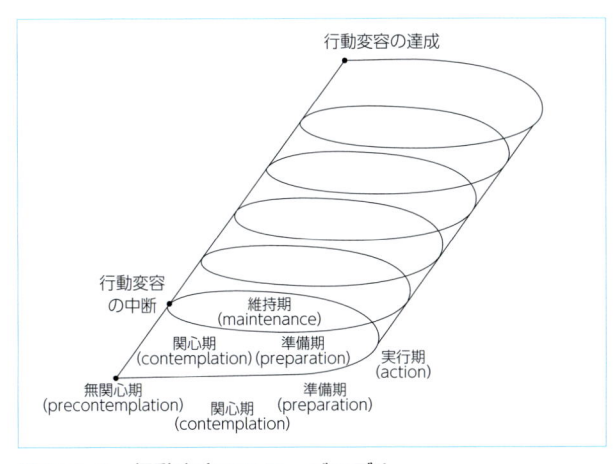

図Ⅲ-1-4 行動変容のステージモデル
(Heller T., et al, eds.: Preventing Cancer. Open University Press, 1992. より作成)

容の準備性に合った個別的でかつ効果的な指導が可能になる．

【禁煙支援への応用例】
❶ 無関心期の喫煙者には，いきなり禁煙をすすめるのではなく，相手の立場に立って喫煙について話し合うよう心がけ，そのなかで，相手に喫煙問題についての気付きを促す．
❷ 関心期の喫煙者に対しては，禁煙すべき理由や喫煙の健康影響などについて個別化した情報を提供し，禁煙の動機が高まるよう働きかけるとともに，いまいち禁煙に積極的になれない理由を聞き出し，禁煙の意志決定を促す．
❸ 準備期の喫煙者に対しては，禁煙開始日を決め，禁煙にむけて具体的な目標を設定するほか，禁煙に役立つ方法を提供したり，禁煙に伴う不安や問題点を聞き出し，その解決策を一緒に考え，禁煙したい気持ちが実際の行動につながるよう支援する．

III 行動療法に基づく健康支援の方法

1. 行動療法とは

　行動療法とは，1950年代に体系づけられた心理療法であり，「行動科学を人の不適切な習慣や行動の修正に応用するための方法の総称」である．初期の行動療法は，前述のオペラント学習理論に基づいた方法論であったが，その後，社会的学習理論をはじめ，多くの行動科学の理論的基礎を取り入れた方法論として発展している．

　行動療法は，問題行動のセルフモニタリングなどの技法を用いて，行動変容の準備性の低い生活習慣に対する働きかけにも応用できる．

2. 行動療法のプロセス

　行動療法のプロセスは，4段階で構成される（図III-1-5）．
① 問題とすべき行動を具体的に捉える（問題行動の特定）
② その起こり方を刺激と反応の関係のなかで捉えて相互の関係を明らかにする（行動の分析）
③ 解決に効果がありそうな方法を試す（行動技法の選択と適用）
④ 結果を確認しながらうまく続くように支援する（結果の確認とフィードバック）

1）問題行動の特定
　クライアントが抱えている問題を行動レベルで明らかにすることで，話し合いのなかでクライアントのニーズ（主観的ニーズ）を把握するとともに，専門家として

の見解（客観的ニーズ）を伝え，相互のニーズをすり合わせて，問題行動を明らかにし，取り組むべき生活習慣上の課題を決めることが必要である．

2）行動の分析

問題とすべき行動が「どのようなことをきっかけに」「どれくらいの頻度で起きて」「その結果どのように感じるのか」を調べるためにクライアントに行動の自己観察をしてもらう．

3）行動技法の選択と適用

適用可能な行動技法には目標設定，行動契約・計画，セルフモニタリング，刺激統制・逆条件付け，問題解決・技術トレーニング，認知再構成法，ソーシャルサポートがある．

(1) 目標設定

「何をどのようにするか」を決めることである．目標設定することにより，実行にむけての動機がさらに高まるだけでなく，目標が明確になり，取り組みのきっかけとなる．

(2) 行動契約

設定した行動目標や取り組みを始める月日などを記録し自らサインをして，契約書や宣言書という形で実践に取り組むことを表すことである．行動契約は自分1人で行う場合と支援する専門家や家族などの周囲の人と取り交わす場合とがある．

(3) セルフモニタリング

目標設定後に行う「目標達成状況のセルフモニタリング」を指すが，広い意味では，目標設定前に行う「行動の自己観察」も含める．

(4) 刺激統制・逆条件付け

問題行動の頻度を減らすための具体的な対処法である．刺激統制は問題行動の刺激（きっかけ）を環境面から調整し，その頻度を減らすのに対し，逆条件付けは問

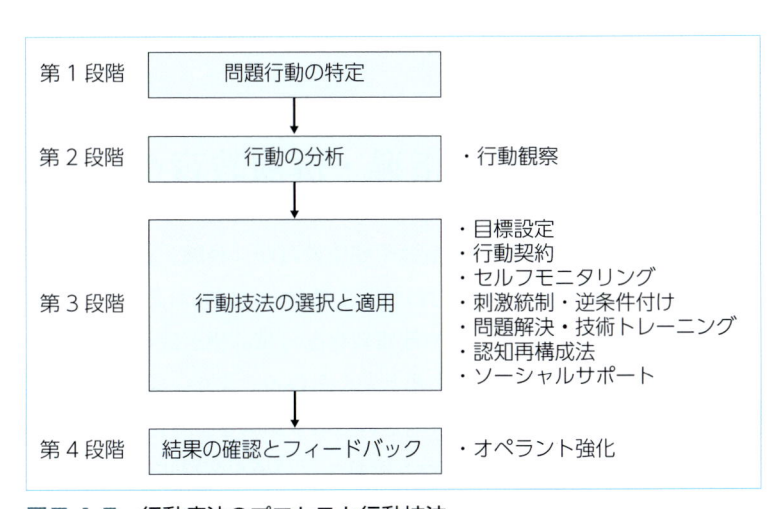

図Ⅲ-1-5 行動療法のプロセスと行動技法

題行動を別の健康的な行動に置き換えることをねらいとしている．

(5) 問題解決・技術トレーニング

行動変容の継続を妨げるきっかけや原因となるハイリスク状況をあらかじめ予測し，予測したハイリスク状況に対する対処法を検討することをいう．また，予想されるハイリスク状況を想定して，ロールプレイングなどの手法を用いて対処法の練習をすることも含まれる．具体的には，減量中に高エネルギーのお菓子をすすめられた際に上手に断るコミュニケーション・スキルを高めるための「社会技術訓練」や，問題行動への逆戻りを予防するための「再発防止訓練」などがある．

(6) 認知再構成法

人の考え方や物事の受けとめ方を学習された習慣とみなし，行動変容の妨げになっている場合は，その思考の歪みを直接修正しようとするものである．たとえば，減量中に食べすぎた場合，これを「失敗」と考えてくじけないように，「誰でも減量中に誘惑に負けてつい食べすぎてしまうことはよくあること」「大切なことは，次にどう行動するかということ」といったように，否定的な感情を生む思考の歪みに気付かせ，プラス思考の考え方に置き換えるための練習を行う．

(7) ソーシャルサポート

周りからの励ましや支援を上手に利用する方法であり，行動の強化に役立つ．すなわち，家族や友人のほか，職場の同僚や上司，指導者からの支援は，クライアントにとっての大きな励みになる．

4) 結果の確認とフィードバック

行動療法の評価にあたるステップで，セルフモニタリングの記録や問診などからクライアントの行動が改善していれば，どんなに小さなことであれ，そこに注目してほめることが行動の強化に役立つ．もし，うまくいっていない場合は「どうしたらうまくできそうか」について話し合い，設定した目標の見直しや問題行動への逆戻りの防止対策などについて話し合う．

(行動療法の禁煙支援への応用については，Ⅲ編2章参照)

Ⅳ 行動科学の保健指導・健康教育への必要性

わが国においては，これまで保健指導や健康教育が「経験」と「勘」と「度胸」で実施され，評価についても十分に行われてこなかった傾向がある．今後，行動科学の理論的基礎を踏まえた保健指導や健康教育を日常診療をはじめ，地域や職域，学校などの場で展開していくことが必要と考えられる．また，実際の健康支援にあたっては，クライアントが主体的に行動変容に取り組めるように支援者としてかかわることが重要であり，そのためのカウンセリング技術を習得することが望まれる．

2章 禁煙支援の方法

I はじめに

　喫煙者に対して，診療の場でどのように禁煙を働きかければ効果的な支援につながるのかについて具体的な方法を紹介する．最初に診療の場で禁煙の動機の程度にかかわらず，すべての喫煙者を対象として実施できる禁煙導入の方法について，次に禁煙の動機の高まった喫煙者への禁煙支援のポイントについて，最後に禁煙に成功した喫煙者に対する喫煙再開予防や体重コントロールのための働きかけについて述べる．

II 診療の機会を活用した禁煙導入の方法

1．禁煙の重要性を伝える

　まだ禁煙しようと思っていない喫煙者に対して，禁煙の気持ちを高める上手な声かけのポイントは，喫煙者の病状や健康への関心事，社会的立場などを踏まえて，それぞれの喫煙者に合った禁煙の必要性を説明しながら，禁煙すべきことを「はっきりと」伝えることである．

> 【例1】タバコを吸っている糖尿病の患者に対して
> 「糖尿病と喫煙が重なると，脳梗塞や心筋梗塞などの血管が詰まる病気にかかりやすくなります．また，喫煙は血糖を上げたり，膵臓から出るインスリンの効きを悪くします．生活習慣の改善として食事と運動療法をするだけでは十分でありません．禁煙することが大切です．できるだけ早いうちに禁煙しましょう」（←情報提供と働きかけ）

　医療従事者からの禁煙についての「あいまいな」メッセージ，たとえば「できれば禁煙したほうがよい」といったアドバイスに対して，患者は「必ずしも禁煙しなくてもいいんだ」と都合よく解釈してしまうので，言葉遣いに注意する必要がある．

> 【例2】病歴がなく健康な喫煙者に対して
> 「健康でおられますね．今回も検査の異常はありませんでした」（←異常がないことをまずほめる）
> 「けれども健康のために取り組んでいただきたいことがあります．何かおわかりですか？」（←たずねる）
> 「すでにわかっておられるように（お気付きになっておられないようですが），是非取り組んでいただきたいことは，タバコのことです．現在の良好な健康状態をさらに完全なものにしていくためにも，近いうちに禁煙されることをおすすめします」（←禁煙を促す）

「禁煙は健康のためにあなたができる最も重要なことの1つですよ」と話して，禁煙が重要かつ優先順位の高い生活習慣の改善であることを伝えることも，禁煙の重要性を高めるために役立つ一言である．

大切なことは，喫煙者の禁煙の動機が高まるように個人に合わせた働きかけを繰り返し行うことである．そうでないと，喫煙者は，指導者が喫煙を容認しているかのように誤解してしまう可能性があり，これは大きな問題である．

2. 禁煙の解決策を提案する

1）禁煙治療や禁煙補助薬の情報提供

一般に喫煙者は喫煙を嗜好や習慣と捉え，意志を強くもって自分の力で禁煙しようと考える傾向がまだまだ根強く，このことが禁煙を阻む大きな原因になっている．喫煙者に対しては，喫煙習慣の本質はニコチン依存症という「脳の病気」であり，自分の力だけで治そうとすると，離脱症状のために苦しかったり，何度も喫煙の再開を繰り返すために時間がかかったり，たとえ禁煙できても大幅な体重増加がみられる場合があるため，治療を受けることを積極的にすすめるのがよい．

そして，禁煙するのであれば，今は有効な禁煙方法があるので，それを利用するようにすすめる．喫煙者の禁煙に対する基本ニーズは，「楽に自然に苦しまずにやめたい」であるので，このことを踏まえて情報提供をすると受け入れられやすい．禁煙をしようと思っている，または禁煙に関心のある受診者には，「禁煙をするなら禁煙補助薬を使うと楽に確実に，しかも体重をあまり増やさずにやめられます．みなさん禁煙補助薬を使ってうまく禁煙されていますよ．タバコ代と比べてもそれほど費用はかからないと思いますよ．お知り合いの医療機関や産業医の先生に相談してみてください」と伝える．

禁煙に関心のない人にいきなり禁煙方法について説明しても，相手は反発する．そのため，現在禁煙をする意志がないことを認めたうえで，「今後，もし禁煙をし

ようとする場合に覚えておくといいですよ」と前置きをして，前述の禁煙に関心のある人に対して行っている情報提供と同じ内容のことを伝える．そうすれば相手は抵抗感なく耳を傾けてくれる．

2）動機付け面接技法（5つのR）

「米国禁煙診療ガイドライン」[6]においては，禁煙の意志がない喫煙者に対するアプローチ方法として，動機付け面接技法を推奨している．動機付け面接技法では，喫煙者が喫煙に関して抱いている感情，信念，考え，価値観を探ることに焦点を置き，喫煙に関する相反する感情（喫煙を続けることのメリットとデメリット）が併存していることを明らかにすることをねらいとしている．相反する感情の併存が明らかになると，変わることを意識する受診者の言葉（Change Talk：喫煙をやめるための理由，思考，必要性など）や決意の言葉（Commitment Language：家庭内では禁煙するなど，喫煙習慣を変える行動を起こす意志など）を指導者が喫煙者から引き出し，強化する．喫煙者に「変わろうとする決意」を自分自身の言葉で表現させることは，将来の禁煙試行を促す効果があることが明らかにされている．

動機付け面接技法の原則は，①共感，②矛盾を明らかにする，③抵抗を減らす，④自己効力感（自信）をサポートする，である．動機付け面接技法での重要なポイントは，「5つのR」（p.37参照）で表される[6]．この5つのRに取り組むことで，将来の禁煙者を増やす効果があることが報告されている．

3. 動機の高まった喫煙者への禁煙支援のポイント

1）目標設定，行動契約，ソーシャルサポートの利用

まず第1のポイントは，禁煙したいという喫煙者の気持ちを行動に移すための「橋渡し」をすることである．そのための効果的な方法は，禁煙開始日を具体的に話し合って決めることである（目標設定）．目標設定することにより，実行にむけての動機がさらに高まるだけでなく，目標が明確になり，取り組みのきっかけとなる．禁煙開始日は2週間以内が理想的である．あまり仕事などが忙しくなく，ストレスが少ない時期を選ぶほうが禁煙しやすいと考えられる．禁煙外来の受診者の場合，禁煙の動機が特に高まっているので，禁煙開始日を初回受診日の翌日に設定することが多い．

禁煙開始日が決まったら，禁煙宣言書にサインを取り交わすとよい（行動契約）．宣言書を取り交わすことによって，禁煙の動機がさらに高まったり，禁煙にむけて指導者とクライアントの間に協力し合う関係が生まれる効果が期待できる．

また，禁煙にあたって喫煙者が周囲の者からの励ましや支援（ソーシャルサポート）を上手に利用できるように手助けすることも重要である．誰が役に立ち，誰が妨げになりそうか考えてもらい，支援してもらえそうな人については具体的な援助の方法を依頼しておくようにする．

2）問題解決カウンセリング

　第2のポイントは，禁煙にあたって喫煙者が不安に思ったり，心配していることを聞き出し，その解決策を一緒に考えることである（問題解決カウンセリング）．たとえば，糖尿病の患者や女性は「禁煙すると体重が増えるのではないか」と心配することがよくある．これに対して，「禁煙後の体重増加は約80％の人で平均2kg程度の増加がみられますが[7]，体重の増加は一時的で，たとえ体重が増えても禁煙の効果のほうがはるかに大きいことがわかっています．体重を増やしたくなければ，禁煙と同時に運動を増やすようにすればいいと思います．また，禁煙補助薬であるニコチン製剤には体重の増加を遅らせる効果が期待できますので，このお薬をできるだけ長く使って，その間に運動や食事を見直されるのもいいと思いますよ」とアドバイスをする．

　問題解決カウンセリングは，禁煙に伴う喫煙者の不安を軽減し禁煙に対する自信を高めるのに有用である．しかし，カウンセリングに一定の時間を要するので，看護師などの他職種スタッフの協力を得て実施するとよい．「米国禁煙診療ガイドライン」[6]によると，複数の指導者がかかわるほうが禁煙率が高まることが示されている．

3）指導者としてのソーシャルサポート

　第3のポイントは，上述の問題解決カウンセリングによる手段的支援に加えて，励ましや称賛による情緒的な支援を行うことである（指導者としてのソーシャルサポート）．具体的には，喫煙者のことを気にかけていることを態度や言葉で表現しながら，喫煙者を励ましたり，禁煙できたことをほめることである．また，喫煙者が禁煙の経過について本音を話せるような雰囲気や関係を構築しておくことも大切である．

　問題解決カウンセリングと指導者としてのソーシャルサポートは，有効性が確認されているカウンセリング技法であり，「米国禁煙診療ガイドライン」においても推奨されている．これらの技法は短時間の簡易な禁煙支援だけでなく，時間をかけて行う集中的な禁煙支援においても有用である．このほか，電話による支援も有効であることが同ガイドラインのメタアナリシスで明らかにされている[6]．

　これまで述べた方法論のほか，動機の高まった喫煙者への禁煙支援に役立つ行動療法の主な方法論をまとめて表Ⅲ-2-1に示す．

4．禁煙継続のためのフォローアップと体重コントロール

　禁煙にひとまず成功した喫煙者に対しては，禁煙できたことをほめるとともに，喫煙再開の対策について話し合ったり，禁煙の効果を確認したりして，今後も禁煙が続くよう支援する．いったん禁煙しても，特に3カ月以内に喫煙を再開しやすい．2006〜2007年にかけて実施された中医協の診療報酬改定の結果検証調査[8]によると，ニコチン依存症と診断された喫煙者の5回全ての治療終了時点，3カ月後，9カ月後の禁煙継続率は各々72.3％，56.8％，45.7％であり，治療終了時点で禁煙

していた喫煙者の約20%が3カ月以内に，その後半年間にさらに約20%が喫煙を再開していた．

　喫煙の再開は，社会的圧力（たとえば，宴席でタバコをすすめられる），気分の落ち込み，仕事上のストレスや対人関係のトラブルなど，ちょっとしたきっかけで起こる．禁煙の継続のためには，受診の機会や電話などを活用してフォローアップを充実させ，喫煙再開を防ぐ対処方法（たとえば，喫煙再開の危険の高い状況への気付きとその対処法，喫煙再開時の対処法など）が身に付くよう手助けすることが重要である．禁煙後の喫煙欲求が持続したり，抑うつが強く出る場合は喫煙再開しやすいため，綿密なフォローアップが必要である．禁煙後の過度の肥満も喫煙再開のきっかけとなるので，禁煙して1～2カ月経過したら，肥満予防の方法について助言する．

　禁煙後の体重は，喫煙本数が多いほど増加しやすい[6]．体重をできるだけ増やしたくない喫煙者には，禁煙補助薬の使用と禁煙前後からの運動をすすめるのがよい[6]．禁煙補助薬を使用するメリットは，ニコチン離脱症状を緩和することによって，禁煙直後から運動に取り組む余裕が生まれることやニコチン離脱症状として生じる食欲亢進[9]を抑制できるからである．禁煙前後から運動することのメリットは，消費エネルギーの増加と運動による離脱症状の緩和作用[10]によって，体重増加の抑制が期待できることである．身体活動については，中等度の身体活動強度の運動や生活活動（速歩，自転車に乗る，風呂掃除，床磨きなど）が推奨される[6]．食事については，禁煙直後からの過度な食事制限は喫煙欲求を高める可能性があるので，禁煙が安定するのを待って，高エネルギーの食品を減らして代わりに野菜や果物を増やし，飲酒量を減らすのがよいとされている[6]．

表Ⅲ-2-1　禁煙支援に役立つ行動療法の主な方法論

技法	具体例
目標設定	・禁煙開始日を決める
行動契約	・禁煙宣言書を取り交わす
セルフモニタリング	・禁煙に先立ち喫煙行動を手帳などに記録して自己観察する ・禁煙の達成状況を手帳などに記録して，達成状況をモニタリングする
刺激統制法	・喫煙のきっかけとなる環境や状況を避け，喫煙の頻度や欲求をコントロールする
逆条件付け	・タバコを吸いたくなったら，タバコに代わる別の健康的な行動をして，喫煙の欲求をコントロールする
オペラント強化法	・禁煙できたら，周りからほめる ・自分で自分をほめたり，自分にほうびを与える
問題解決カウンセリング	・禁煙にあたっての問題点を聞き出し，解決策や対処法を一緒に考える
社会技術訓練 　自己主張訓練 　再発防止訓練	・タバコをすすめられた時に上手な断り方を身につけておく ・喫煙を再開しやすい状況をあらかじめ予測し，その対処法を練習しておく
認知再構成法	・禁煙の妨げになっている思い込みを把握し，その修正を行う
ソーシャルサポート 　周囲の者 　指導者	・家族や友人・同僚などの協力が得られるようサポート体制をつくる ・支援の一環として指導者としての励ましや賞賛などの情緒的な支援を行う

3章 歯科での禁煙支援の実際

I 歯科臨床における禁煙支援

1. 歯科受診喫煙者の特徴

　わが国の歯科医院では受診者の4人に1人が喫煙者であり，特に20〜30歳代の女性や壮年期の男性が多く来院している．禁煙を希望する喫煙者が受診する医科の禁煙外来とは異なり，歯科医院ではただちに禁煙したいと考えている喫煙者は10％にも満たない．しかし，70％以上の喫煙者は禁煙に何らかの関心をもっている．また，ニコチン依存症の疑いがある喫煙者は2/3を占める．

2. 歯科保健指導としての禁煙支援

　禁煙支援は行動変容のための専門的な助言を行う歯科保健指導の1つであり，禁煙支援の基本的な進め方は，歯科衛生士の主要な業務である口腔清掃指導と共通する点が多い（表Ⅲ-3-1）．禁煙支援を効果的に行うためには，歯科保健指導の技術に加えて，禁煙を困難にしているニコチン依存とその対処法に関する知識が必要である．
　海外では歯科衛生士の禁煙支援の効果が実証されており，わが国でも禁煙支援を

表Ⅲ-3-1　禁煙支援と口腔清掃指導

	禁煙支援	口腔清掃指導
状況把握	・喫煙の有無 ・禁煙の意思 ・ニコチン依存度	・プラーク付着状況 ・歯や歯肉の状態 ・口腔清掃習慣
動機付け	・禁煙の重要性 ・喫煙関連症状や治療への影響 ・禁煙の効果 ・ニコチン置換療法	・プラーク除去の必要性 ・プラークの影響 ・プラーク除去による歯周病などの改善 ・便利な清掃器具
実行と維持の支援	・禁煙開始日の設定 ・ニコチン製剤の使用法 ・禁煙の障害への対処 ・禁煙後のよい変化の確認 ・再喫煙防止	・清掃器具の購入指示 ・清掃器具の使用法 ・清掃行動の問題点への対処 ・歯肉の改善の提示 ・後戻り防止

積極的に実施している歯科医院では，歯科衛生士が禁煙の助言者や支援者として重要な役割を果たしている．

3. 歯科での禁煙支援の基本的な流れ（図Ⅲ-3-1）

歯科での禁煙支援の流れは，日常の外来診療の場ですべての喫煙者に短時間で実施する「5A アプローチ」（Ask：問診，Advise：助言，Assessment：評価，Assist：支援，Arrange：フォローアップ）が基本となる．口腔症状や歯科治療の説明，口腔清掃指導に禁煙支援を組み入れて短時間で行う．ただちに禁煙したいかどうか（禁煙意志の有無）が，動機付け支援を継続するか，実行・維持支援に移行するかの分岐点となる．

歯科医院では，最初から禁煙意志がある喫煙患者は少ないため，喫煙状況の把握，禁煙の助言，禁煙意志の評価を繰り返す動機付け支援が中心となるが，動機が高まった患者の禁煙実行や禁煙を開始した患者の長期維持までを一貫して支援することも可能である．

また，歯科は薬局・薬店で販売している禁煙補助薬や医科の禁煙治療についての情報を提供する窓口的役割も担っている．

短時間の支援のみでは禁煙実行や維持が困難な場合は，患者からタバコについての思いを聴き，じっくり話し合う時間が必要になることもある．スケーリングやSRP（スケーリング・ルートプレーニング）の効果が低い歯周病患者や，インプラント治療や外科手術が予定されている患者は，治療効果の観点から，特に禁煙の優先度が高い．忙しい日常診療の現場では，より多くの患者に短時間で行う支援と，対象をしぼって集中的に行う支援を，患者や診療室の状況に応じて組み合わせなが

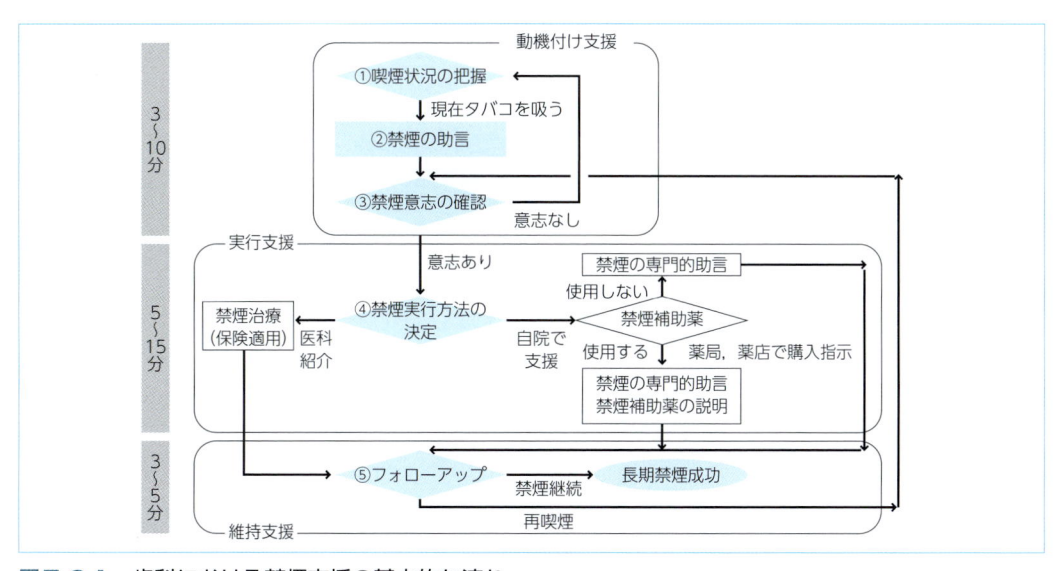

図Ⅲ-3-1 歯科における禁煙支援の基本的な流れ

ら実施することが推奨される．

II 禁煙の意志や実行段階に応じた支援法

1．禁煙の意志がない患者への支援（動機付け支援）

　禁煙の重要性の認識と自信を強化しながら禁煙の動機を高める支援である．歯科は短期間に頻回の受診が必要な治療が多く，動機付けに適している．動機付け支援では，一般的な喫煙の悪影響ではなく，喫煙を患者の口腔の症状と関連付けて個別化した助言を用いることが効果的である．

　動機付け支援を開始してから禁煙意志を示すまでの受診期間は数回から数年と幅広いが，受診時のさまざまな機会をとらえて，タイムリーに気付きを与える助言を続けることが重要である．

　禁煙への関心度が低い患者は，喫煙や禁煙を前面に出した話題は避ける場合が多いため，受け入れやすい助言の仕方を工夫する必要がある．たとえば，口腔の状態

表Ⅲ-3-2　歯科診療場面と会話例

診療場面		会話例
ブリッジ装着	説明	患者）「このブリッジは長持ちするでしょうか？」 ＤＨ）「ブリッジを支えている歯がしっかりしていれば長持ちすることが多いので，歯周病にならないようにすることが第1です．そういえば，○○さんはタバコを吸われますね．タバコも歯周病を進行させる原因となります」
	指導	患者）「ブリッジを長持ちさせるために，歯間ブラシを使うことが必要なのですね」 ＤＨ）「そうです．○○さんにもう1つ考えていただきたいことが禁煙です．禁煙することで，ブリッジを支える歯が抜けてしまう可能性が低くなります」
定期健診	説明	ＤＨ）「下の前歯の裏側に歯石がたまってきています」 患者）「もう歯石がたまっていますか？早いような気がします」 ＤＨ）「歯石は磨き残した歯垢が硬くなったものです．この部分のように，唾液が出てくる場所にはつきやすいことがわかっています．そういえば，○○さんはタバコを吸われますね．タバコを吸われる場合，口の中が歯石ができやすい状態になるといわれています」
	指導	ＤＨ）「歯並びがへこんだ部分は普通の歯ブラシだけでは難しいので，このような先が細くなった歯ブラシを使われてはいかがでしょうか」 患者）「そうですね．これならうまく入りそうです．この黒い着色もとれますか？」 ＤＨ）「これはタバコによるものですね．ニコチンやタールを含んでいるので歯周病やがんの原因にもなります．残念ながら歯磨きだけでとることは難しいです」
歯周治療開始	説明	ＤＨ）「歯茎の検査結果では，上の前歯に歯周病の兆候がありますね」 患者）「えっ，歯周病ですか？歯周病は歯磨きの時に歯茎から出血するときいたことがあります．僕の場合，それがないのはどうしてでしょうか？」 ＤＨ）「一般に，歯磨き不足で歯垢がたまると歯磨きの時に出血しやすくなります．そういえば，○○さんはタバコを吸われますね．タバコを吸われる場合は，歯垢がたまっても歯茎に炎症が起きにくくなり，出血も少なく，歯周病になっても気付きにくくなることがあります」
	指導	患者）「歯ブラシを歯と歯茎の境目に当てることが大事なのですね」 ＤＨ）「はい，そうです．こうやってこの部分の歯垢をこまめに取り除くことは，歯ぐきの治療を成功させ，治療後もよい状態を保つことに役立ちます．また，禁煙されると，さらに治療の効果が出やすく，再発も少なくなります」

や治療内容の説明，口腔清掃用具の使用法の指導の際に，自然な会話の流れを意識しながら，喫煙関連症状，治療への影響，禁煙の効果を伝える（表Ⅲ-3-2）．患者との信頼関係はメッセージの受容性をより高める．

　禁煙の動機が高まっているにもかかわらず禁煙に踏み切れない患者には，短時間でも禁煙できていることをほめるなど禁煙の自信を強化する助言を行う．

2．禁煙の意志がある患者への支援（実行支援）

1）歯科で支援できる禁煙実行の方法

　禁煙方法について具体的に質問するなど禁煙の意思を示すようになった患者には，スムーズに禁煙実行に移行できるように支援する．現在，歯科で支援できる禁煙実行の方法には，①自力禁煙，②禁煙補助薬を用いた禁煙，③医科の禁煙治療の3つの選択肢がある（表Ⅲ-3-3）．

　禁煙方法の選択にあたっては，専門的な知識を提供し，患者の希望を考慮しながら患者と一緒に決定するという姿勢が重要である．自力禁煙を選択する患者は比較的多いが，歯科で専門的な支援ができることを伝える．吸いたい気持ちをコントロールする方法や禁煙後の離脱症状（ニコチン切れによる不快症状）の対処についての助言を行う．禁煙後の離脱症状の1つに口腔潰瘍があるが，重篤な症例は少なく，多くは禁煙開始後4週以内に軽減する．

2）禁煙補助薬使用のすすめ

　以前に自力禁煙で失敗した喫煙者や起床直後に喫煙するなど，ニコチン依存度が高いと考えられる喫煙者には，禁煙補助薬の使用もすすめる．

　歯科では，処方せんを必要とせずOTC薬＊として薬局・薬店で購入できるニコチン製剤（表Ⅲ-3-4）を使用して，薬剤に含まれるニコチンを体内に吸収させるこ

> **OTC薬**
> Over the Counter Drugの略．医師の処方せんがなくても，薬局などで購入できる一般用医薬品のこと．

表Ⅲ-3-3　歯科で支援できる禁煙実行の方法

禁煙方法	支援方法	内容
自力禁煙	禁煙の専門的助言	喫煙欲求のコントロール法 ・行動パターン変更法 　例）コーヒーやアルコールを控える ・環境改善法 　例）灰皿を処分する ・代償行動法 　例）水やお茶を飲む 禁煙後の離脱症状の対処法
禁煙補助薬の使用	禁煙の専門的助言 禁煙補助薬の説明	薬局・薬店で購入できるOTC禁煙補助薬の紹介 ・ニコチンパッチ ・ニコチンガム 薬剤の使用法や副作用，注意点を説明（表Ⅲ-3-4） （禁煙の専門的助言もあわせて行う）
医科での禁煙治療（保険適用）	禁煙治療（保険適用）の情報提供	・禁煙補助薬の処方（非ニコチン製剤，高用量のニコチンパッチ） 紹介先医療機関の情報

とにより離脱症状を緩和する（ニコチン置換療法）．

ニコチン依存症の疑いがある場合で本人が受療を希望する場合は，医科の禁煙治療について情報提供する．医科の禁煙外来で，保険適用の条件を満たす場合には，非ニコチン製剤の飲み薬と医療用ニコチンパッチを用いた禁煙治療が可能となる．

3. 禁煙を開始した患者への支援（維持支援）

喫煙の本質はニコチン依存であり，禁煙の長期維持には再喫煙防止のための支援が欠かせない．継続的な受診が多い歯科では長期のフォローアップが実施できる．歯科受診時に支援を行うが，禁煙開始後3カ月内は特に再喫煙が起こりやすいことに留意する．禁煙できている場合は，メリットに気付かせて，ほめ，禁煙の継続をすすめる．再喫煙した場合は，問題点の検討や禁煙への再挑戦の打診を行うが，禁煙がうまくいかなかった患者の気持ちに配慮した支援を心がける．

医科の禁煙治療を受けた場合も，歯科受診時に禁煙状況を尋ねて励ますなどのフォローアップを行う．

表Ⅲ-3-4 ニコチン置換療法に用いる禁煙補助薬

種類	ニコチンガム（口腔の貼り薬）	ニコチンパッチ（皮膚の貼り薬）
入手方法	薬局・薬店で購入	薬局・薬店で購入 医師の処方（高用量）
使用法	・タバコを吸いたくなった時に，1回1個を，頬粘膜に貼りながらゆっくり間をおいてかむ（普通のガムのようにかまない） ・禁煙開始日から使用し，12週間の使用期間を目安に個数を減らす	・毎日1枚，皮膚に貼る ・禁煙開始日から使用し，8週間の使用期間を目安に，貼り薬のサイズを大きいものから小さいものに切り替える
利点	・吸いたくなった時にいつでも使用できる ・ニコチン補給と同時に口寂しさも紛らわす ・ニコチン摂取量の自己調節が可能	・1日1回貼るだけなので簡単 ・使用していても他人からはわからない ・歯の状態に関係なく使用できる
副作用 注意点	むかつき，のどの刺激 義歯にくっつく	皮膚のかゆみ，かぶれ，不眠
禁忌	重篤な心疾患を有する人	

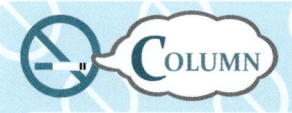

COLUMN 禁煙治療・支援のための指導者向けWEB学習教材

日本禁煙推進医師歯科医師連盟のWEB学習教材「J-STOPネクスト」[11]は，用途に合わせて3つのコース（禁煙治療コース，禁煙治療導入コース，禁煙支援コース）から選択して自己学習ができます．これまでに約1万人が受講し，受講により禁煙支援に関する知識や自信などが向上することが確認されています．禁煙治療コースと禁煙支援コースの主要なコンテンツは，それぞれ4学会による「禁煙治療のための標準手順書」[12]，厚生労働省の「禁煙支援マニュアル（第二版）増補改訂版」[13]に準拠しています．

4章　禁煙治療と健康保険制度

I　わが国の健康保険制度の基本的な考え方

　日本の健康保険制度すなわち公的医療保険システムでは，原則として疾病治療を保険給付の対象としている．そのため，医療保険での診療では，傷病名（疑いも含む）を必要とする．これは，わが国の医療保険が疾病保険として成立してきた歴史が背景にある．もともと，従業員が疾病になった時の救済を目的として，当時の工場労働者向けにつくられたシステムである．「病気やけがになっても診療費用を雇用側がもつといった厚生福利的なもの」から始まっており（参考としたドイツの疾病金庫システムが疾病対応型であった影響もある），その後，互助的な要素が加わり，戦後，社会保険型の医療保険となってきた．そのため，疾病予防の考え方は弱く，疾病対応型である．疾病予防管理については，別につくられた公衆衛生的なシステムに任されていた．しかし，疾病構造が急性疾患から慢性疾患へ変化し，さらに人口の高齢化が大きく進むにつれて，少しずつではあるが，慢性疾患の予防適用要素が医療保険にも散見されるようになってきた．

　また，わが国の医療保険制度では，保険医療機関で保険医が，「保険医療機関及び保険医療養担当規則（厚生労働省令：保険医療機関や保険医が保険診療を行う上で守らなければならない基本的な規則）」に基づいて保険診療を行い，保険医療機関が診療報酬に基づき保険請求を行うことにより保険医療が成立することになっている．

II　ニコチン依存症としての禁煙治療

　さて，ここで喫煙について考える．WHOの国際疾病分類10版（ICD10）によれば，喫煙の行為自体は，ニコチン依存の精神性薬物中毒という精神疾患としてとらえられている．ここでは，喫煙そのものを治療すべき対象としており，決して，喫煙により惹起される疾患の予防とはしていない．これに基づいて医療保険制度をあてはめると，治療する疾患は精神性疾患であるので医科領域での医療行為となり，治療に必要な要件が医療保険制度に従って決められる．そのため，歯科での禁煙治

療は医療保険制度にないことになる．

　さらに，医科での医療保険制度に基づく禁煙治療は，これを行う保険医療機関についての規定，患者と認定されるための条件，さらに治療方法までが示されている．

　保険医療機関であっても，以下の条件などを満たさないと禁煙治療は行えない．

① 禁煙治療を行っている旨を保険医療機関内のみやすい場所に掲示していること．
② 禁煙治療の経験を有する医師が1名以上勤務していること．なお，当該医師の診療科は問わないものであること．
③ 禁煙治療に係る専任の看護師又は准看護師を1名以上配置していること．
④ 禁煙治療を行うための呼気一酸化炭素濃度測定器を備えていること．
⑤ 保険医療機関の敷地内が禁煙であること．なお，保険医療機関が建造物の一部分を用いて開設されている場合は，当該保険医療機関の保有又は借用している部分が禁煙であること．

　また，禁煙治療を医療保険で行うには，下記に示す4つの条件がすべてそろわないと，保険給付は受けられない．

① ニコチン依存症のスクリーニングテスト（TDS）でニコチン依存症と診断された人
② 1日の喫煙本数×喫煙年数（ブリンクマン指数）が200以上の人
　（例：1日20本×喫煙年数10年＝200）
③ ただちに禁煙することを希望する人
④ 「禁煙治療のための標準手順書」にのっとった禁煙治療プログラムについて説明を受け，そのプログラムへの参加を文書で同意した人

　この条件を満たすと，患者には保険適用となった禁煙治療プログラムが行われる．このプログラムでは，治療期間も設定されており，12週のうちに計5回通院し，禁煙が達成できるように開始にあたっての指導から，禁煙によるイライラ感の相談，治療薬の使い方，継続にあたっての問題点などカウンセリングを中心とした医師の指導が順を追って行われる．

　ここに示したように，かなり細かい規定がある保険診療である．

III 歯科診療での禁煙支援の位置付け

　現在，歯科における禁煙支援はどのように考えられているのであろうか．歯周疾患の主因であるプラークを取り除くことが重要であり，そのためにさまざまな歯科治療行為や歯科保健指導などが実施されている．一方，喫煙は歯周疾患が進行する要因としてみれば，これにも対応が必要となる．そのため，歯科における禁煙支援が行われることになる．ここで行われるのは，歯科保健指導の一行為としてとらえ

られ，これに基づいて健康保険での位置付けが決められている．

もし，ニコチン性（タバコ性）歯周疾患という疾病名があれば，状況が一変する可能性はある．歯科疾患の治療のために禁煙が絶対条件と考えられるので，歯科医療行為としての禁煙治療が成立するだろう．しかし，施設規定や治療で用いられる薬物については制約される可能性はあるだろう．医科においても，禁煙治療にかかわる看護師が規定されている以上，歯科医療の応用時には，禁煙治療に関わる歯科衛生士についても規定されることが十分予測される．そのために，禁煙支援ができる歯科衛生士が必要になってくるであろうし，そのための基本的な教育が重要となる．

IV これからの健康保険での禁煙支援と歯科

以上のように，今後，健康保険制度に基づき歯科医療に禁煙支援・治療が導入されたとしても，施設要件と対象患者の絞り込みなどの条件が付くのは当然のことであろう．現在の課題は，いつ導入されてもいいように準備していくことであろう．

そして，どのような時でも，健康保険導入か否かにかかわらず，歯科から禁煙支援を行っていくことは極めて普通と言わしめるような形になった時に，新たな展開がみられると考えられる．

V 歯科衛生士が禁煙支援を行う意義─研究データより─

歯科における禁煙支援の意義を探究するためには，さまざまな研究対象や研究方法が考えられる．ここでは2つの研究報告を用いて，歯科受診者を対象とした質問票調査および口腔内診査から得られた検証結果を踏まえて歯科衛生士が禁煙支援を行う意義を示す．

1つ目の研究[14, 15]は，67件の歯科診療所において歯科保健医療従事者による何らかの禁煙支援を受けたことで禁煙ないし節煙[16]につながった受診者105名を分析対象とした質問票調査の結果である．禁煙支援を受けた時点の行動変容ステージは，「無関心期（禁煙を全く考えていなかった）」が47.6％で最も多く，禁煙支援を受けた動機は「歯科医院の専門家からのすすめ」が75.2％を占めた．起床後最初の喫煙までの時間は，「5分以内」と「6～30分程度」がいずれも35.2％，1日平均喫煙本数は「31本以上」が37.1％で最も多かった．支援内容は，「口の中の検査結果に基づいたタバコの害の説明」が最も多く56.2％，次いで「タバコと口の病気の関係についての説明」が46.7％であった（複数回答）．禁煙や節煙によって対象者が感じた口腔の変化は，「口臭の減少」が最も多く62.9％，次いで「歯の色」47.6％であった（複数回答）．また，歯科における禁煙支援に関する質問項目の選

択肢の「そう思う」と「ややそう思う」を合わせると，「禁煙または節煙による効果が，口の中の変化として自分で直接みることができるのは励みになる」が94.3％，「歯科医院での禁煙支援は効果的である」が85.7％，「歯科医師や歯科衛生士は歯科受診の喫煙者に禁煙をすすめるべきである」が81.0％であった．

2つ目の研究[17]は，6件の歯科診療所において対象者の選定基準を満たした98名を分析対象とした呼気および唾液測定ならびに質問票調査の結果である．主要な臭気成分であるH_2S，CH_3SH，$(CH_3)_2S$の濃度を測定器で検出し，喫煙者群と非喫煙者群の2群に分けて群間の差を検定したところ，喫煙者のほうが非喫煙者に比べてH_2Sおよび$(CH_3)_2S$の濃度が統計学的に有意に高値であった（$p<0.001$）．嗅覚の認知閾値を超えた割合は（喫煙者：非喫煙者），H_2S（63％：14％），CH_3SH（38％：21％），$(CH_3)_2S$（80％：24％）であった．また，口臭の自覚症状は喫煙者の12名（30％）が有し，非喫煙者43名（74％）に比べて有意に少なかった（$p<0.001$）．

これらの研究結果より，歯・口腔の健康づくりの専門職である歯科衛生士が喫煙者へ禁煙をすすめることは，行動変容の動機づけとして有効である可能性が示唆された．また，口腔領域の変化を禁煙者自身が捉えやすいことに着目し，歯や口腔に主眼をおいた禁煙支援が重要である．具体的には，口腔内観察や口腔内診査，口臭や唾液の検査を通して，禁煙に伴う口腔内の変化を経時的かつ視覚的に歯科受診者に示すことにある．

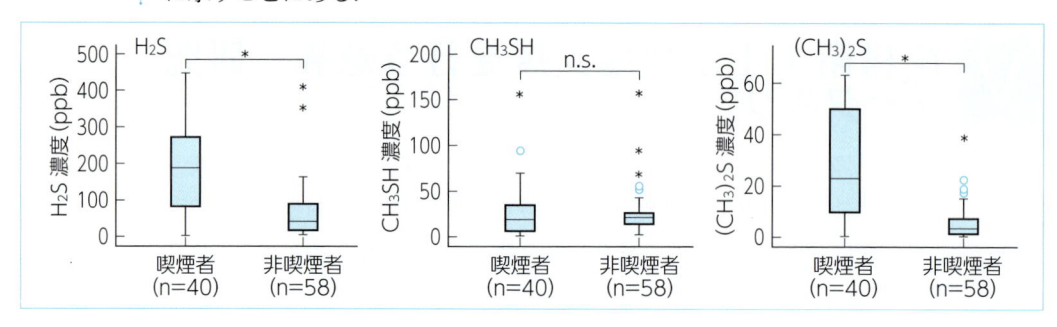

COLUMN クイットライン（無料の禁煙電話相談）

米国やオーストラリア，韓国，タイなど海外の多くの国では，電話で禁煙相談を行うクイットライン（Quitline）が実施されています．クイットラインは，禁煙を希望する喫煙者にとって気軽に利用できるサービスで，カウンセラーから電話をする能動的クイットラインと，かかってくる電話に回答する受動的クイットラインがあります．能動的クイットラインは禁煙継続率を高める効果が実証されています．サービス内容は，簡単な助言からセルフヘルプ教材の配布，カウンセラーによるフォローアップを含む集中的カウンセリングまでと幅広くあります．米国では医療機関での禁煙支援とクイットラインを結びつけた紹介サービスも実施されています．

日本においても，禁煙しやすい環境の整備を目的としてクイットラインの導入が検討されています．

5章 職域看護職から歯科衛生士に期待するもの

I 職域における喫煙対策

　職域における喫煙対策は，完全分煙や建物内禁煙の推進などの「受動喫煙防止対策」と「社員の禁煙支援」の両面から進められている．

　そのうち禁煙支援としては，産業医や看護職による禁煙セミナーの開催や喫煙室内へのポスター・パネルの掲示，健康イベントでのリーフレット配布など，タバコに関する情報提供や禁煙の啓発活動が行われている．また，健康診断や健康相談などの機会を逃さず，喫煙者の喫煙ステージに応じたアプローチが行われる．禁煙を希望する社員のためには，禁煙プログラムの提供，禁煙外来の紹介，治療費用の助成なども実施されている．

II 喫煙ステージにあわせた禁煙支援

　ここでは，無関心期と関心期における職域での具体的な支援について紹介する．

1．無関心期の社員への支援

　無関心期は，医療職からの働きかけに抵抗を示すことが多い．禁煙の話題を始めると，防衛機制が働き，「タバコをやめるとストレスがたまって健康に悪い」，「喫煙室での重要な情報交換ができなくなる」，「祖父は喫煙していたが長生きした」などの発言をしたり，「禁煙する気はまったくありません」と拒絶したりする．

　このような反応は，タバコは健康に悪いという知識と自分はタバコを吸っているという事実，いわゆる認知の不協和を解消するために起こっている．したがって，「それは思い込みです」などと反論せず，社員の気持ちを受け止める姿勢をもつことが大切である．無関心期の人を深追いするのは逆効果であるため，関係を悪化させないよう簡単なアプローチにとどめておき，機会をみつけて何度も繰り返す．

　情報提供の内容としては，禁煙補助薬で比較的楽に禁煙ができること，社内にも禁煙に成功した社員がいること，咳や痰がなくなる，口臭がなくなる，歯や歯肉が

きれいになるなど，目にみえる禁煙のメリットに短時間で触れるようにする．後日，禁煙したいという気持ちに変わるようなポジティブな内容が望ましい．

2．関心期の社員への支援

　企業では年1回の定期健康診断受診が義務付けられているが，健康診断結果に基づく産業医や看護職との面接は，禁煙支援の絶好の機会である．

　関心期の社員には，その人にとって重要と思われる問題について重点的に情報提供し，禁煙に対する動機付けを強めるよう支援していく．また，本人や家族の健康リスク，経済的損失，時間の損失など喫煙を続けていくことのデメリットについて説明するのも効果的である．

III 歯科における禁煙支援について

　禁煙支援は，対象者（職域では社員，医療機関では患者）との人間関係をいかに築き，コミュニケーションを進めていくかが重要なポイントになる．このとき，カウンセリング技法についての知識やスキルがあれば，よりよい関係を築きやすい．

　喫煙が肺がんをはじめとする多くのがんや循環器・呼吸器疾患の原因となることは，よく知られているが，タバコ煙の影響を直接受ける歯や歯周組織への影響について正確に理解している人は多くないと思われる．

　歯科受診時は歯痛や咀嚼困難などの症状をかかえ，口腔の健康への関心が高まっており，このタイミングで喫煙と口腔保健の関係についての情報を提供することは，効果的であり，患者自身の口腔内の状態をみせながらの説明は視覚効果もあり，わかりやすく説得力をもつと考えられる．さらに，歯科治療は受診間隔が比較的短く，受診回数が多い．そのため，患者とスタッフとの関係を築きやすいと思われる．複数の歯科衛生士が勤務している場合には，患者の喫煙に関する情報を共有するなどして，継続した禁煙支援をお願いしたい．

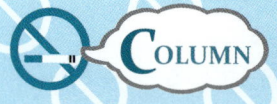

COLUMN　禁煙達成者へのごほうび

　社内禁煙プログラムでは，禁煙を達成した方（半年～1年禁煙を継続）に，禁煙達成証や記念品をお渡しします．また，禁煙達成者のコメントと写真を社内イントラネットや掲示板に掲載することもあります．

　禁煙達成を広く周囲に知らせることで，再喫煙の防止になったり，周囲の喫煙者にとっては，「あの人も禁煙できたのだから・・・」という自信や動機付けになります．

Ⅳ編 ライフステージと禁煙支援・防煙教育

1章 学齢期

I 学齢期で防煙教育（喫煙防止教育）を行う意味

　学齢期はいろいろなものに関心をもつ時期である．大人の喫煙をかっこいいと思う時期であり，善悪の判断より好奇心からタバコに近付いていくことが多い．友達などから誘われることによる喫煙も多い．また，親がヘビースモーカーの場合は，喫煙にほとんど抵抗なく，学齢期から喫煙を開始することがしばしばある．当然の結果として，早期からの喫煙は健康への影響（発がんやCOPDなど）も大きい．口腔領域からみれば，歯周疾患や歯肉のメラニン沈着症などの発症にもつながり，その予防のためにも防煙教育は重要である．

　また，最近大きな問題となりつつある薬物乱用との関連をみると，薬物乱用者は，タバコや脱法ドラッグ（ハーブも含む）の経験から始まり，やがて薬物の乱用へと辿ることも多々ある．

　そのため，子どもの健康と健全育成を目指すにあたり，防煙教育は必ず対応しなければならない項目であり，極めて重要な健康支援として重要である．タバコの身体への有害性（特に発育成長期にとっての有害性）を理解し，自らはタバコに近付かないような教育を行うとともに，学校や社会はタバコに近付けないような仕組みをつくっておく必要がある．

II 学齢期での喫煙への関心と特徴

　喫煙は，「口が臭い」，「ヤニがつく」，「汚い」といったイメージがある半面，カッコいいイメージもある．子どもの生活環境やその他要因によってとらえ方が異なると思われる．これは，成人と同様に1人ひとり異なり，かなりのバリエーションがあると考えるべきで，子どもだからといって，均一の方法での防煙教育は難しい．さらに，子どもに対して「肺がんになるから吸ってはいけない」と教育しても，自分の健康やからだの問題として受け取ることができない場合も往々としてある．

　まずは，喫煙によって得られるメリット・デメリットを子どもに各自で考えさせることが重要である．デメリットが大きければ喫煙行動には至らないはずである．

そのため，小学校低学年から，喫煙が及ぼす健康影響について説明し，健康の大切さについて普及啓発することは，防煙教育を進めるうえで重要である．しかし，喫煙が及ぼす健康への影響について説明するためには，タバコの成分や病名など，専門的な用語に触れる必要が出てくる．この時期に完全に理解させることはかなり困難であるが，中高校生になった時のことを踏まえ，何度も「用語」を伝えておくことは大切である．

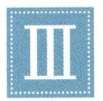

III 学校現場での位置付け

1．学校の正規の授業で

　平成23年度から実施されている「小学校学習指導要領」に「第9節体育　第5学年及び第6学年　G保健　エ　喫煙・飲酒・薬物乱用」が明記され，多くの小学校で6年生にタバコの害についての授業が行われている．これは，道徳や特別活動ではないところに特徴があり，教科教育として必ず行うことになっている．その内容は，身体的影響には，「喫煙は咳が出る，心拍数が増えるなど呼吸や心臓の働きに負担をかけるというすぐに現れる影響と，肺がんや心臓病などにかかりやすくなるなど長い間続けると現れる影響があること」，さらに，「受動喫煙により，周囲の人々の健康に影響を及ぼすこと」などである．また，「喫煙を始めるきっかけについて知ること」がある．

2．学校での生活指導として

　未成年の喫煙は法律で禁止されているが，成人には容認されているので，「少しくらいなら…」と軽い気持ちで喫煙をすると，将来的にやめられなくなる危険があることについて，早い段階から普及啓発をすることが重要である．
　たとえば，「喫煙を試してもよいか」という問いに「一度だけなら吸ってしまう」と回答した場合には，タバコの依存性について十分啓発する．それとともに，ほかの薬物の導入へつながる恐れがあることを念頭においた指導を行う．
　また，喫煙開始には友達の影響が大きいといわれている．そのため，友達からタバコを吸うよう誘われた時に，いかに断るかということが指導上も大変重要となる．「喫煙が及ぼす健康影響を正しく理解することにより，自ら健康管理を行える意識づくりを行うこと」という喫煙防止教育の趣旨を考えると，「自分がよくないと思うものは，たとえ仲のよい友達からの誘いであっても，毅然とした態度で断る勇気をもつことの大切さ」を学ぶことになる．

IV 歯科診療での防煙教育の進め方

　基本的には，歯科領域は目で確認できるところであることを考慮し，指導するとよい．

1．受動喫煙防止から

　受動喫煙により歯肉に着色が起きたとしても，子ども本人はもとより親たちも多くの場合無関心であるため，このことを親にどのように伝え，家庭内での受動喫煙をどのように防止していくのかも重要である．

　小学校低学年から「タバコは，タバコを吸わない人のからだにも影響を及ぼす」という基本的な知識だけでも繰り返し伝えることにより，家族でタバコと健康影響について考えるきっかけが増え，家族の喫煙者にはその啓発もあわせて行えることが期待される．

2．能動喫煙防止に向けて

　歯科診療は定期的に歯科疾患の予防管理などのために来院することが多い．その際に，子どもが喫煙が及ぼす健康影響について関心をもてるよう，身近でかつ自分の健康やからだの問題として興味をもって考えられる話題（たとえば，タバコと歯の喪失の関連：小学生は歯列の交換期にあたり，可及的に歯のない状況を経験している）から進めるのもコツである．児童においては，まず能動喫煙が及ぼす健康影響について理解を深めることが大切である．

2章　青年期

I　はじめに

　日本では20歳未満の喫煙を法律で禁じているため，青少年を対象とした喫煙行動に関する調査が全国的に実施されるようになったのは1989年以降である．中高生を対象とした大規模な横断研究は，1996年，2000年，2004年，2007年，2008年，2010年に行われており，青少年の喫煙経験率（これまでに1回でも喫煙したことがある者の率）は，高校生男子は1996年の51.9％から2010年には19.5％へ，女子は33.5％から12.5％へ，中学生男子は34.6％から10.2％へ，女子は19.9％から7.2％へ，毎日喫煙する者も高校生男子は1996年の18.0％から2010年には3.5％，女子は4.6％から1.4％へと激減している[1]．

　その一方で，大学生の喫煙率は大学入学後，20歳前後において増加する傾向が全国的にみられる．2003年の「健康増進法」の施行後，小学校から高等学校までの教育機関の敷地内禁煙は急速に進んだものの，大学キャンパスの禁煙化は著しく遅れている．

II　大学生の喫煙行動とその関連要因

　大学生の喫煙行動に関連する要因を図Ⅳ-2-1に示す．喫煙行動を促進するライフスタイルは「飲酒」，「朝食の欠食」，「野菜果物の摂取不足」であり，特に「飲酒」は喫煙開始と強く関連した．また，「喫煙にはストレスを解消する作用がある」，「タバコは文化的嗜好品である」という意識や受動喫煙対策について否定的な態度も，将来の喫煙開始要因として強く関連することが明らかとなった．

III　環境の禁煙化―大学はキャンパスの敷地内禁煙が必須―

　大学には20歳以上の成人が多く存在し，教員研究室の扱いや大学自治のあり方について独自性をもつ教育機関であるため，キャンパス内の禁煙化は困難である場

> **KTSND**
> 加濃式社会的ニコチン依存度調査票の略で，タバコに対する心理社会的依存度を評価する尺度[2]．

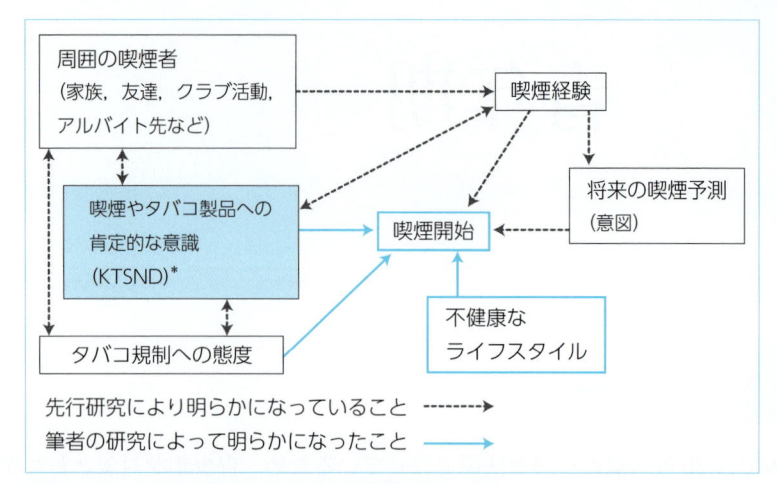

図IV-2-1 未成年および大学生の喫煙開始の要因

合が多い．喫煙対策には，建物内に喫煙室を設ける（分煙），屋内は完全禁煙（敷地内に喫煙場所を設ける），敷地内一部完全禁煙そして敷地内完全禁煙の4つに分けられる．

図IV-2-2は，A大学の喫煙率の推移を示している．この図をみても明らかなように，入学時の喫煙率は年々低下しているが，学年を経るごとに喫煙率が上昇し，建物内分煙，建物内禁煙へと喫煙対策を講じたが喫煙率の上昇は抑制されないことがわかる．A大学では，健康増進法施行後の2005年に建物内に喫煙室を設置し，2009年以降に建物内は完全禁煙に移行したが，敷地内には喫煙コーナーが多数設置されている．キャンパス敷地内を完全禁煙に移行した大学では喫煙率が低下に転じていることから[3]，キャンパス内は建物内禁煙に留まらず，敷地内の完全禁煙が喫煙開始の防止には極めて重要である．

世界肺疾患基金の援助で作成されたTobacco-free Education Campuses（A tobacco-free futures action guide）では，大学を始めすべての教育機関は学生と教職員の健康，生産性およびパフォーマンスの向上のためにキャンパス内を完全禁煙にし，受動喫煙の害から人々をしっかり守ることが必要であるとしている[4]．大学を敷地内禁煙に移行すると敷地外で喫煙する者が増えるため，周辺の地域住民とのトラブルが懸念されるものの，喫煙防止・禁煙教育のみでは喫煙開始を抑止できないため，環境整備としてキャンパス内の禁煙化は必須である．

日本に限らず，国際的にも大学キャンパスの禁煙化は進んでいる．大学全体の喫煙率が低下することで，最終的には大学周辺の環境も改善するため，長期的な視野で取り組むことが必要であろう．

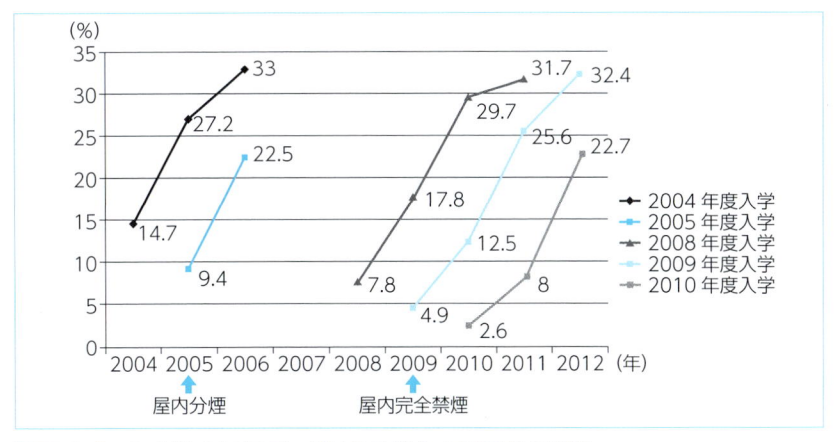

図Ⅳ-2-2　A大学の各年度における入学生の喫煙率の推移

Ⅳ 喫煙防止教育・禁煙教育

　大学生にとってどのような喫煙防止教育・禁煙教育が必要だろうか．日本社会がタバコ製品や喫煙を容認する社会的構造をもっているため，2005年に「タバコ規制枠組み条約（FCTC）」に批准した現在においても，タバコ製品はライターや缶コーヒーなどの景品付きでコンビニエンスストアの店頭販売で積極的に販売されており，新聞・雑誌においても新製品が宣伝されている．タバコの害の警告表示も文字のみで諸外国のような肺がんや口腔がんなどの写真付きの警告表示ではない．さらに，FCTCのほかの批准国と異なり，路上喫煙を規制する条例が全国各地に制定されているが，屋内の禁煙化を推進する条例は極めて少ない．これらの環境も手伝って，非喫煙者であっても受動喫煙の害を理解していない者が一定割合存在している．また，喫煙者の多くは喫煙や受動喫煙の健康への害を過小評価する傾向が強く，自らのストレス解消のために必要不可欠であると思い込んでいることが多い．そのため，タバコの有害性のみを羅列した「脅し」「説得」「説教」という教育スタイルはあまり効果的ではない．

　大学生への喫煙防止教育・禁煙教育を実施してきたなかで，多くの学生が知らなかった内容は，「喫煙によって新たなストレスがつくられている」，「マイルドやライトタバコの危険性（2013年2月に名称変更，p.87コラム参照）」，「メンソールタバコの害（p.87コラム参照）」，「受動喫煙による健康被害」，「タバコ製品への添加物とその有害性」などであった．タバコ製品や喫煙をめぐる社会的動向とあわせて，感情的にならずに科学的根拠に基づいてしっかりと伝えていくことが必要である．さらに禁煙サポートは各大学の保健センターなどで積極的に展開することが可能である．健康診断時，学生の健康相談時，教職員との連携によるセミナー時などに介入することが可能であり，保健センターの果たす役割は極めて重要である．

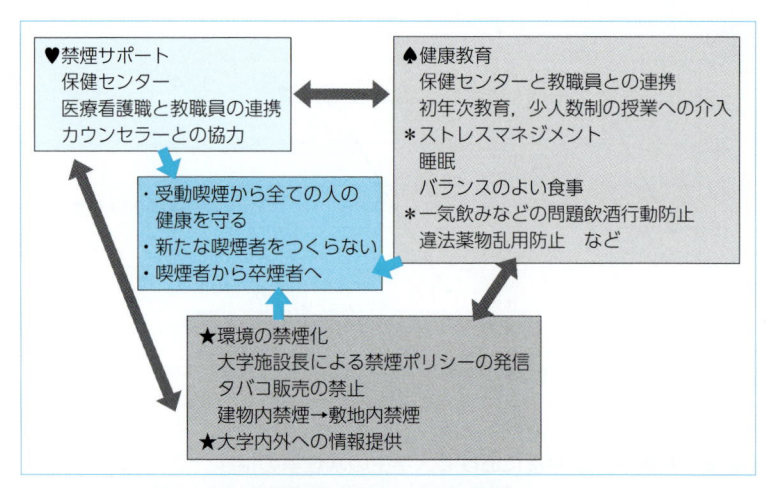

```
┌─────────────────────────────────────────────────────────────┐
│  ♥禁煙サポート              ♠健康教育                        │
│   保健センター               保健センターと教職員との連携      │
│   医療看護職と教職員の連携   初年次教育，少人数制の授業への介入│
│   カウンセラーとの協力      ＊ストレスマネジメント            │
│              ↕              睡眠                             │
│         ・受動喫煙から全ての人の  バランスのよい食事           │
│          健康を守る         ＊一気飲みなどの問題飲酒行動防止  │
│         ・新たな喫煙者をつくらない 違法薬物乱用防止　など     │
│         ・喫煙者から卒煙者へ                                 │
│              ↕                                               │
│         ★環境の禁煙化                                       │
│          大学施設長による禁煙ポリシーの発信                  │
│          タバコ販売の禁止                                    │
│          建物内禁煙→敷地内禁煙                              │
│         ★大学内外への情報提供                               │
└─────────────────────────────────────────────────────────────┘
```

図Ⅳ-2-3　大学における喫煙防止教育・禁煙教育

　また，大学における喫煙防止教育も含めた健康教育は，各大学の自主性に任されているため，包括的で統一された教育プログラムがない．しかし，高等学校までと比較すると，授業における自由度も高く，初年次教育や少人数制の授業との連携も考慮すると独自性のある効果的な教育介入が可能である．その際，喫煙だけに焦点を絞った教育内容ではなく，生活習慣病予防の視点から，ストレスマネジメント，良好なライフスタイルの継続の必要性などを網羅した健康教育を展開していくことが望ましい（図Ⅳ-2-3）．

COLUMN　"マイルド"というタバコパッケージの変更とFCTCとの関係

　FCTCでは，第三部「タバコの需要の減少に関する措置」，第11条「タバコ製品の包装及びラベル」について，締約国は条約の効力が講じた3年以内に（2005年に発効，本来であれば2009年までに）効果的な措置を実施するように求められていました．

　具体的には，「マイルド」「ロー・タール」などの表現を用いて，特定のタバコ製品がほかのタバコ製品より有害性が低いかのような誤った印象を与える商標や表象による表示を用いてタバコ製品の販売を促進しないことを締約国に求めていました．その後，2008年の第3回締約国会議においても，「マイルド」「ロー・タール」「ウルトラ・ライト」のような表現を用いて，よりタバコ製品の販売が促進されることのないよう対策を講ずるようにすることが決められたのですが，日本国内では2013年1月までこれらの表現が用いられたタバコが販売されていました．

　2013年2月，条約が発効して8年目にしてようやく国内市場からこのような「マイルド」表記されたタバコが販売されなくなりました．

COLUMN　タバコに含まれる添加物—メンソールの甘い罠—

　タバコにはタバコ特有の臭いや刺激を緩和し，喫煙を容易にするために600種類以上もの成分が添加されています．そのなかでも，最も広く用いられている添加物にメンソールがあります．写真は2012年1月に撮影したメンソールタバコです．2011年末からフィルター内に液体メンソールがカプセルとして含まれている製品も多く出回っています．

　メンソールには，タバコ煙の刺激性を和らげ皮膚や粘膜に対する冷却効果をもち，痛みを和らげる麻酔作用があります．つまり，メンソール入りのタバコを吸うと咳を抑え喉の痛みが緩和され，タバコ煙を肺の奥深くまで吸い込むことが可能となり，肺はより長時間発がん性物質にさらされることになるのです．あなたの身近にも，ほかのタバコは吸えないけど，メンソール系のタバコなら吸える！という人がいるはずです．米国では初めてタバコを吸う若者の間でメンソールタバコが好まれており，メンソールタバコを吸っている者のほうが，ほかのタバコを吸っている者よりも禁煙が困難であると報告されています．日本国内でも，年々メンソールタバコの売り上げが上昇しており，若い女性をターゲットにしたパッケージデザインも増えています．

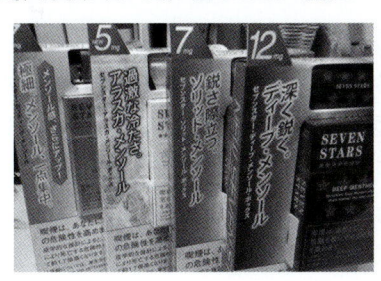

　メンソールタバコに要注意！そして，くれぐれも初めの一本に手を出さないように！

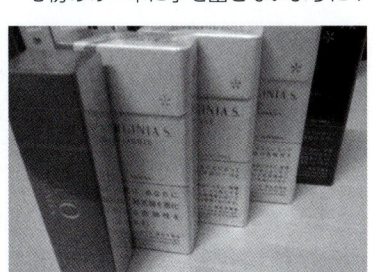

3章 成人期

I 職域と家庭環境の喫煙状況と禁煙支援

　「喫煙が健康に悪い」という情報がメディアで扱われ，公共施設や職場の禁煙化が進んだなかで，禁煙することを考えていない喫煙者の割合は少なくなってきた．「吸いたいから吸っているのではなく，やめられないから吸っている」という喫煙者が多いのではないだろうか．そのような人達の禁煙企図を高めるには，「喫煙できる場所をなくす」という環境面からのアプローチも有力な手段となる．

　「公共施設でも職場でも，そして自宅内，さらには自宅の外にも喫煙する場所はありません」というメッセージが一番有効な禁煙啓発である．そのことを歯科衛生士から1人ひとりの患者にデータを示しながら伝えていただきたいと思う．

　喫煙できる場所をなくすために行った調査結果を以下に示す．

1. 職場と公共施設の受動喫煙防止対策の強化

　2002年，厚生労働省は駅や空港などの公共施設に対する指針で，排気装置を備えて，出入口の開放空間で0.2m/s以上の風速を発生させる「一定の要件を満たす喫煙室」を設置することを推奨した．翌2003年，一般の職場に関する「職場における喫煙対策のためのガイドライン」もほぼ同じ内容の喫煙室の設置を推奨した．当時，男性の喫煙率が50%を超えていたこともあり，建物内の全面禁煙は困難であったという社会事情を反映している．しかし，実際にそのような喫煙室を運用してみたところ，喫煙室の周囲はタバコ臭く，「一定の要件を満たす喫煙室」ではタバコ煙の漏れを防止できないことが，図Ⅳ-3-1に示すように微小粒子状物質（PM2.5）の調査からわかった．その理由は，①喫煙者が歩く速度（0.7～1.0m/s）のほうが出入口の風速（0.2m/s）よりも速いため，退出する喫煙者の身体の動きに伴われてタバコ煙が持ち出されること，②喫煙者の肺に充満したタバコ煙は，喫煙終了後，3分間ほど吐出されることの2つである．

　その後，国民全体の喫煙率が低下し，受動喫煙に対する社会的な関心の高まりから，2010年，厚生労働省は「多数の者が利用する公共的な空間については，原則

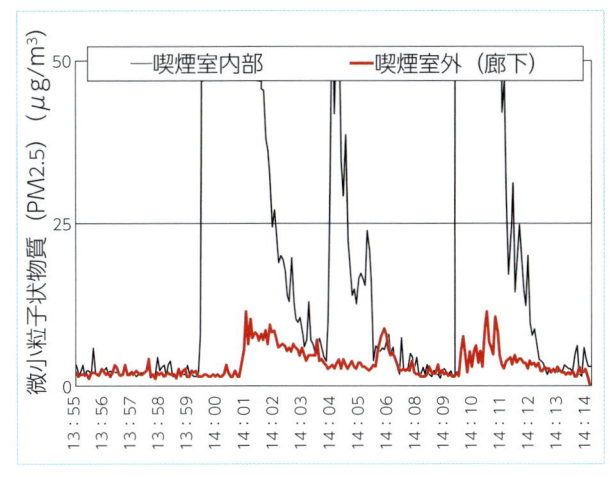

図Ⅳ-3-1 換気扇3台設置した「一定の要件を満たす喫煙室」からのタバコ煙の漏れ

として全面禁煙であるべきである」「少なくとも，官公庁と医療施設は全面禁煙」という新たな指針を示した．現在，職場についても，全面禁煙を第1選択とする新たなガイドラインの検討が進められている．

なお，フィフテンバーグらによれば，職場が全面禁煙になると喫煙率は3.8％下がること，禁煙できなかった場合でも喫煙本数が3.6本減少することを報告している．職場を全面禁煙にするということは，強力な禁煙支援のツールである．

2．家庭における喫煙禁止も有効な禁煙啓発

以前のように茶の間で喫煙している人はまれである．ほとんどの人は台所の換気扇の下，集合住宅であればベランダ，一軒家なら屋外に出て喫煙しているのではないだろうか．しかし，そういう場所も家族や隣家の受動喫煙の原因となっている．このような場所で喫煙したとしても，家族の受動喫煙を防止することはできない，と働きかける必要がある．

1）台所の換気扇の下での喫煙（図Ⅳ-3-2）

図Ⅳ-3-2Aのように台所の換気扇の下で喫煙している人は多いだろう．レンジフードに吸い込まれるタバコ煙に平面レーザーを当てて観察したところ，煙の一部は吸い込まれず，室内に拡散していることが認められた（図Ⅳ-3-2B，図Ⅳ-3-3）．

また，喫煙後の呼気にも大量のタバコ煙が含まれているため，喫煙直後の人が家族に話しかけたり，食卓に座ったりした場合，その呼気が原因で受動喫煙が発生する（図Ⅳ-3-2C）．

2）ベランダでの喫煙（図Ⅳ-3-4）

ベランダでの喫煙（いわゆるホタル族）は，窓を閉めていても，サッシとレールの間には隙間があるため（図Ⅳ-3-4B），その隙間からベランダのタバコ煙は容易に屋内に流入してくることを，視覚的に示す（図Ⅳ-3-4C）．集合住宅の場合，当然，隣家の受動喫煙の原因となる．ベランダは共用空間であり，そこでサンマを焼いた

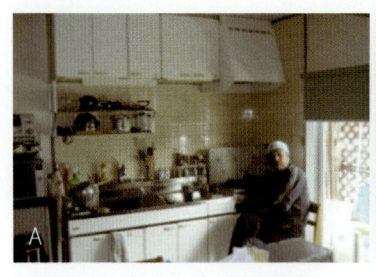

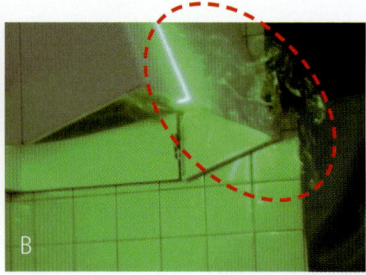

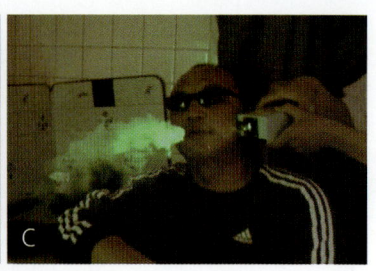

図Ⅳ-3-2　換気扇の下での喫煙
A：喫煙している様子，B：台所のレンジフードからはみ出すタバコ煙，C：喫煙終了後の呼気に含まれるタバコ煙

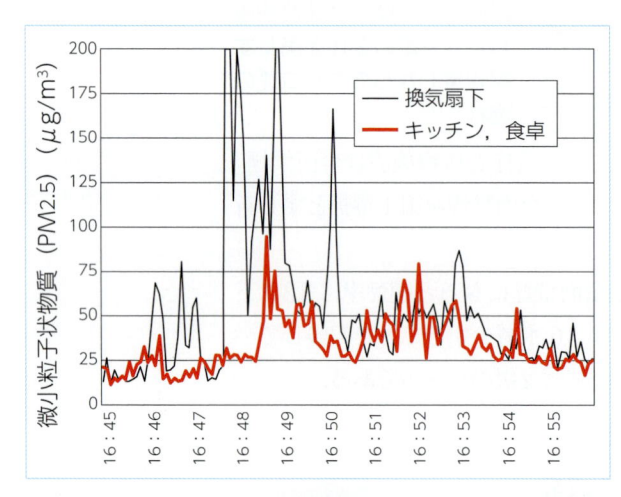

図Ⅳ-3-3　換気扇の下で喫煙した際に測定されるダイニングキッチンの微小粒子状物質

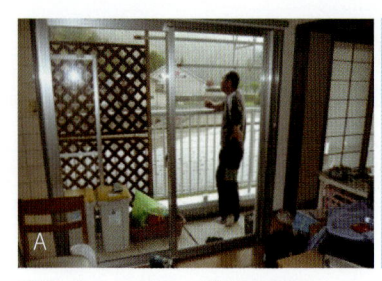

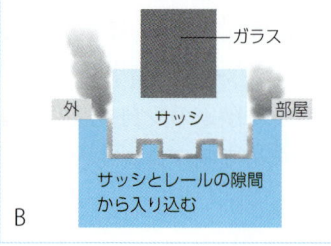

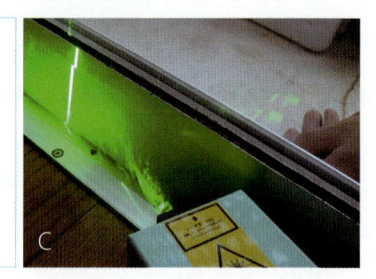

図Ⅳ-3-4　ベランダでの喫煙
A：ベランダで喫煙している様子，B：タバコ煙の進入経路の模式図，C：タバコ煙がサッシと隙間から部屋の中へ入り込む様子

りしないのと同じように，ベランダでの喫煙を禁止することを管理組合で決めるとよいだろう．

3）玄関先の喫煙（図Ⅳ-3-5）

　図Ⅳ-3-5は，玄関のドアを閉めて外で喫煙しても，玄関の外から中へ，タバコ煙が入り込む様子である．その際，ダイニングキッチンの微小粒子物質が上昇することも認められた．平面レーザーを当てると，ドアの隙間からタバコ煙が入り込んでいることが確認できる（図Ⅳ-3-5B）．

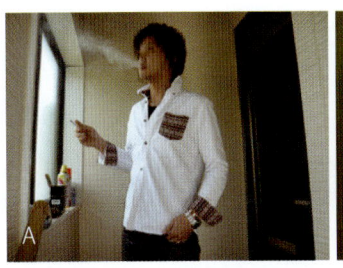

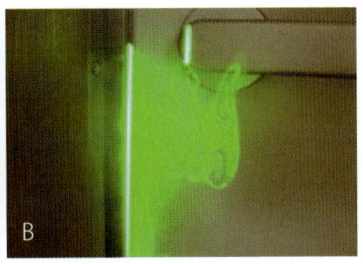

図Ⅳ-3-5　玄関先の喫煙
A:ドアを閉めて外で喫煙している様子，B:ドアの隙間から入り込むタバコ煙（平面レーザーによる描出）

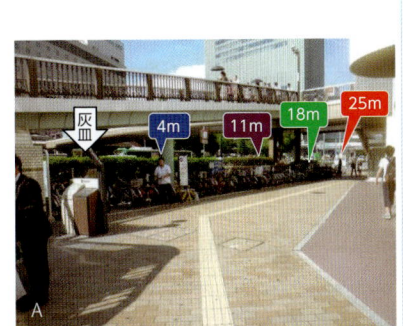

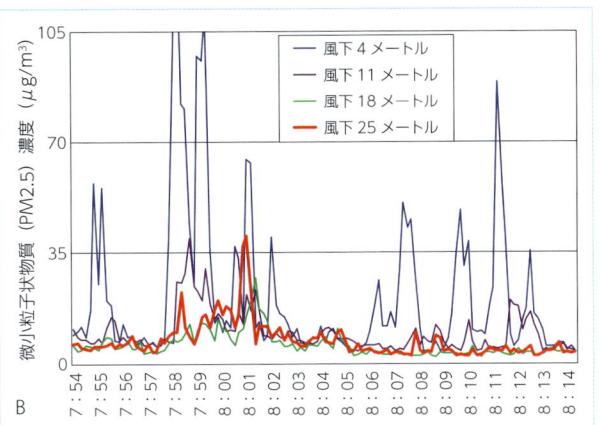

図Ⅳ-3-6　風下25 mに及ぶ受動喫煙の測定風景（A）とその結果（B）

4）屋外での喫煙

図Ⅳ-3-6 は屋外の喫煙コーナーの風下25m でも明らかな受動喫煙が発生していることを示している．一軒家の場合，風下の隣家で受動喫煙が発生する．自宅の周囲の喫煙は近所の迷惑であることを示すデータである．

Ⅱ 成人期の喫煙者への喫煙介入

1．働く人への喫煙介入

　労働安全衛生法の改定により，平成27年6月1日から，職場の受動喫煙防止措置の努力義務が施行されている．職域では自主的に禁煙を選択する喫煙者も多いが，なかなか禁煙をスタートできない喫煙者には，職場の禁煙化に際し，禁煙支援を行う．「職場の禁煙化」と「喫煙者への禁煙支援」は車の両輪と考えられ，2つが効果的に存在することにより，職場の禁煙がスムーズに成し遂げられる．

> **COLUMN　加熱式タバコも有害です**
>
> 　「有害性成分を90％低減」，「室内の空気を汚さない」ことをアピールする加熱式タバコの使用者が急増しています．タバコの葉を240〜350℃に加熱すると，ニコチンは沸点が247℃ですから依存症を満足させる濃度のニコチンを吸引することができるのです．
> 　厚生労働省は，①加熱式タバコからも紙巻きタバコの10〜25％の発がん性物質が発生していること，②加熱式タバコを使用すると周囲の空気からニコチンが検出されたことをホームページに公開しました．つまり，紙巻きタバコ同様，本人の健康はもちろん，周囲の人の健康影響を損なうおそれもあるのです．
> 　加熱式タバコのリーフレットには小さい文字で「タバコ関連の健康リスクを軽減させる一番の方法は紙巻タバコも本製品も両方やめることです」とゴマ粒大の文字（高さ1.5mm）で書かれています．この部分を拡大コピーして，指し示しながら「ニコチン依存から脱却するために禁煙外来を受診しましょう」と勧めて下さい．

2. 具体的な禁煙支援

1) 定期健診時の利用

　職域では，労働安全衛生法や学校保健安全法に基づく健康診断として，雇入時の健康診断および定期健康診断などが行われている．また，平成20年4月から「特定健康診査」が実施されている．これは，医療保険者（国保・被用者保険）が，40〜74歳の加入者（被保険者・被扶養者）を対象として，毎年，計画的に実施する内臓脂肪型肥満に着目した健康診査である．

　特定健康診査の結果に基づき行われる「特定保健指導」には動機付け支援・積極的支援がある．腹囲および追加リスク（血糖・脂質・血圧）の項目が2個以上該当し，年齢が64歳以下であれば，喫煙歴の有無で支援の程度の差がついている．喫煙歴があれば介入の必要度が高いと判断され，積極的支援が行われる．

(1) 健診時

　特定健康診査には喫煙歴や生活習慣の改善への意欲に関する質問項目がある．定期健康診断の問診票にも，必ず喫煙に関する項目を入れ喫煙者を把握することが必要であり，禁煙への関心の程度のアンケート項目も入れる（図Ⅳ-3-7）．

　喫煙者には，結果通知時に「禁煙が必要である」旨を記載し，禁煙に関するパンフレットを同封するなどの情報提供を行う．

(2) 結果通知時

　健診結果の通知は，郵送されることが多い．その場合，喫煙者に対しては，異常の有無に関わらず禁煙勧奨と情報提供を行うことは重要である．無関心期の受診者にとっては，それまで考えていなかった「自身の喫煙」について意識するきっかけとなるからだ．さらに，関心期の場合は，適切な情報提供により，禁煙実行への動機づけがなされ，準備，実行期へと進むことも多い．準備期の喫煙者には，でき

```
A. タバコについておたずねします
   □ 吸わない
   □ 過去に吸っていたが禁煙した（___歳まで）
   □ 吸っている（___本／日  喫煙年数_____年）

B. A. で「吸っている」とお答えの方へ
   これまで禁煙したことがありますか？   □はい  □いいえ

C. 喫煙者の方は，以下どれがあてはまりますか？
   □ 禁煙中である（_____日前から）
   □ 近いうち（おおむね1カ月以内）に禁煙しようと思っている
   □ 6カ月以内に禁煙しようと思っている
   □ 禁煙したいが，6カ月以内の禁煙実行は考えていない
   □ 禁煙するつもりはない
```

図IV-3-7　喫煙ステージ把握のための問診票

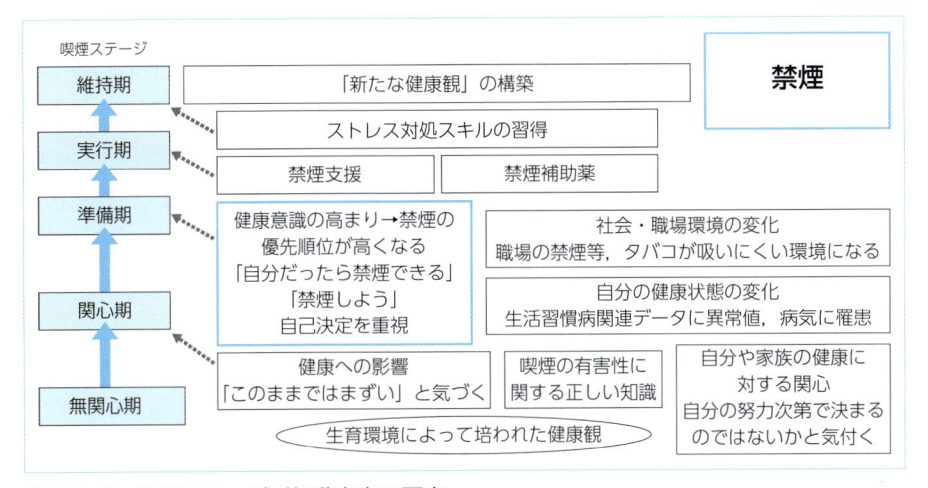

図IV-3-8　喫煙ステージ別行動変容の要素

るだけ具体的な禁煙方法について情報提供するとよい（図IV-3-8）．また，過去に禁煙に失敗した経験をもつ場合には，再喫煙防止についても情報提供しておく必要がある．

　健診結果に異常値のある者については，異常値とタバコの関連を示し，喫煙は自身の健康への最優先課題であるという認識をもってもらう．そのためにも，誤解を生まない「明確な禁煙メッセージ」を記載する．間違っても「なるべく禁煙を心がけましょう」などの曖昧なメッセージを発信してはならない．(正しいメッセージ例：「あなたには禁煙が必要です」) [5)6)]

　健診結果に異常がない場合も，喫煙が，がんだけでなくCOPD，糖尿病，動脈硬化性疾患などの慢性疾患の危険因子となることやメタボリック症候群の危険因子にもなること，さらに，禁煙により疾患のリスクが軽減することなどを示すとよい．

　また，二次喫煙（受動喫煙），三次喫煙*が引き起こす家族や周囲の人への健康被害などについても十分に情報提供しつつ，禁煙をすすめるのが効果的である．

　とりわけ，準備期や関心期の喫煙者には，薬局で禁煙補助薬が市販されているこ

三次喫煙（サードハンドスモーク；third-hand smoke）[7)]
残留タバコ成分による健康被害のことで，タバコ煙が消失した後にも残るタバコ煙による汚染．さらに，タバコ煙の残存物質が室内などの化学物質と反応して揮発する発がん性物質による害を含む．タバコ煙に含まれる物質が，喫煙者の髪の毛，衣類，部屋（車内）のカーテン，ソファなどに付着し揮発したものが汚染源となり，第三者がタバコの有害物質に曝露される．そのため，換気扇を使用したり，窓を開けて換気を行っても，三次喫煙のリスクは排除できない．タバコから排出されるニコチンや他の有害物質のほとんどは空気中ではなく物の表面に付着し，揮発するためである．

とや医療機関では保険診療で禁煙治療を受けることができる場合があることを知らせておくべきである．対面で結果を渡せる場合には，本人の意向を確認しながらも，「禁煙が必要である」ことを理解してもらうような喫煙介入を行う．

(3) 面談による介入の要点

Ⅱ編「動機付け支援」およびⅢ編「禁煙支援」で解説しているように，基本的には喫煙者本人の自己決定に基づく行動変容が行われる．保健医療従事者は，喫煙者各自に対し環境や価値観，興味の対象などを常に分析しつつ，個別化された介入を行う．喫煙者本人の禁煙への意欲を引き出すことが重要である．

2) その他

職域では，季刊誌やメールマガジンを禁煙の啓発に活用できる．タバコの害や禁煙のメリットについての情報提供を，1年間通して行うことにより，個々の労働者や雇用主らの意識が高まり，企業全体として受動喫煙防止についての共通認識が醸成される*．また，受動喫煙については，「職場や家庭でタバコを習慣的に吸う人がいる」/「はい・いいえ」という質問により，日常生活における受動喫煙曝露の確認を行い，「はい」と答えた場合は，受動喫煙曝露を受けないように，注意喚起を行う．

> 脳心血管病の関連学会が作成した「包括的リスク管理チャート2015および質問票は，日本内科学会ＨＰ http://www.naika.or.jp/info/crmcf-poccd/よりダウンロードできます．

Ⅲ 歯科衛生士が行う成人への喫煙介入のヒント

喫煙ステージが高位にある喫煙者は，産業保健スタッフの働きかけや人間ドックなどでの短時間の喫煙介入でも禁煙に成功することが多い．禁煙では，自分からしっかり考えてもらうことが長期禁煙に役立つ．そのために，患者に，「行動記録をつける」，「体重，便秘などの体調管理を行う」そして，「禁煙補助薬を使う場合はその副作用対策を知っておく」などを提案する．思い通りにならないことがあった場合に陥りがちな「タバコをやめたせいだ」，「やはりタバコを吸っているほうがいい」

❶ 喫煙行動に疑問を持つ（吸いたいときはどんな時か？タバコは本当に必要なのか？行動を記録する）	❻ 禁煙実行する自分へのごほうびを考え，禁煙を楽しむようにしてみる
❷ 禁煙を選択することで得られるもの，失うものについて考えてみる（メリット・デメリット対比表）	❼ 個人にあった目標を設定する．全力を使わず，6～7割程度の努力で達成できそうな余裕のあるゴールを決める
❸ タバコのない環境を整える－タバコに近付かないようにすると，禁煙しやすい（手持ちのタバコ，家族の喫煙，喫煙所への日参の見直しなど）	❽ 体調不良やうまくいかないことを，「禁煙のせいにしない」タバコに逃げ込まないですむ考え方ができるようになる
❹ 吸いたくなったらどうするか，具体的な対処法を考えておく	❾ 喫煙者と同席するときの断り方，対処法を決め，イメージトレーニングする
❺ 体調管理ができるようにしておく（便通の整え方，睡眠への配慮，体重が増えない食事のとり方や運動方法）	❿ 禁煙補助薬の使い方を知っておく．副作用についての情報，副作用への対処法を知っておく

図Ⅳ-3-9 患者自身に考え行動してもらう，禁煙10のヒント

という思考へ向かわない考え方を構築してもらう．「目の前にある課題を自分でみつけて乗り越える．受け身ではなく，自律的に行動し解決する」姿勢をもってもらうことが大切である（図Ⅳ-3-9）．

歯科衛生士は，禁煙へのハードルを下げるために，①禁煙理由を明確にする，②自信を育てる適切な目標（ゴール）設定，③個人の生活環境にあった，吸いたい時の具体的な対処法，④薬物治療や禁煙治療の情報提供などの具体的な提案を患者に行うことができる．また，患者の行動変容への選択についてほめ，苦労話に耳を傾けるなどを行うこともできる．このような情緒的な支援は，禁煙外来サポートを受けないで禁煙している患者にとっては，禁煙継続への意欲の原動力ともなるので，出し惜しみをしないでしっかりほめることが大切である．ただし，保健医療従事者が心から素晴らしいと感じていないことを言葉だけでほめても，患者は敏感に感じ取ることが多い．患者の立場に寄り添い，その努力を心から理解し，苦労に共感できる感性をもてる保健医療従事者の周りでは，禁煙成功者が後を絶たないものである．

再喫煙してしまった場合でも，自分を責めないで前向きに行動することが必要であることを話し，問題点を検討し，具体的な解決方法をみつけ，再チャレンジの促しを行い，喫煙再開の防止について話し合うことができる．歯科衛生士には，患者のそばに寄り添いサポートできる強みがある．

COLUMN 呼吸器科医のつぶやき―歯科からの喫煙介入のメリット―

以前から，機会があるたびに強調していることがあります．それは，歯科は喫煙介入に最適の診療科であるということです（参考：歯界展望 Vol.103 No.1 2004 1）．まず，歯科は，口腔という患者自身が目でみることのできる体の部分を扱っていることが有利な点です．呼吸器科医は喫煙者本人の肺や気管支を，内側から患者にみせることはなかなかできません．そのため「喫煙により肺が黒くなっています」といっても，患者自身とは無関係の「他人の肺」の写真しかおみせできません．ところが歯科では，いとも簡単にタバコ煙で汚れ，傷んだ「本人の口腔」を患者自身にみせることができるのですから，うらやましいかぎりです．

さらに，禁煙後，口腔内の状態が改善していく様子を患者さんに直接みてもらい，禁煙効果を実感してもらうこともできる点が，ほかの科と比べて有利な点です．

実際に禁煙にあたって，動機の強化や再喫煙防止目的に歯科を利用している患者さんもいます．たとえば，禁煙開始前に歯科を受診し歯のクリーニングを行い，喫煙したくなったら「もったいない」と考える方もいます．また，一定期間禁煙できたら，クリーニングするというごほうびとしての歯科利用もあります．これは，再喫煙防止にも役立つようです．

タバコや健康に対する考え方は，生育時の家庭環境などにより培われた個人の人生観に，友人関係，そして社会に出てからの環境などが影響し，変化していきます．そのため禁煙が難しく感じられる場合もあります．歯科衛生士は，患者さんにとって，禁煙を相談できる身近な職種です．禁煙に関連するその人の生活や健康面を総合的に支援することが求められます．歯科衛生士の熱意が患者さんの口腔の健康を守り，ひいては寿命を延ばすことにも貢献することになるのです．

歯科受診，さらには歯科衛生士との出会いが人生の転機となり，健康管理の必須項目である「禁煙」を手に入れる患者さんが増えていく…これからの歯科では，そのような光景があたりまえになることを期待しています．

4章 妊産婦期

I 妊産婦期の特殊性

　妊娠・出産は，その当事者である妊婦のみでなく，これから生まれてこようとしている子の父や家族，親族，そして周りの社会全体にとっても，新しい命を産み，育んでいくという観点から，特別なイベントである．そして，この時期の禁煙支援・防煙教育は，新しい命の始まりの時期の環境整備，妊婦自身が女性として母としてこの先どのような生活を選択すべきかの道先案内，子どもが成長するため，そして家族全体が健康に生きていけるための環境づくり，タバコのない未来をつくるための出発点になるというさまざまな点から非常に重要であることが想像できる．

II 妊産婦期の禁煙支援・防煙教育の実際

1．禁煙実践の目標はいつか

　タバコが妊娠に及ぼす悪影響を考えた場合，妊娠中のいつまでに禁煙できれば，最も効果的なのであろうか．その答えは，実は妊娠する前である．妊娠が判明するまでには，通常起こるはずの月経が起こらないという現象があってはじめて，妊娠の可能性を考えて検査を行うのが一般的だが，この場合，どんなに早くても妊娠が判明した際には，すでに妊娠4週に到達しているということを意味している．一方で受精は妊娠2週，着床は3週のイベントであり，妊娠が判明してからの禁煙では，すでに胎児形成初期の細胞分裂や重大な器官形成は始まった後ということになる．したがって，本来は妊娠を希望した時点で，すでに禁煙に成功していることが理想的であり，このことが情報として若い男女に伝わっていることが必要といえる．

　その反面，妊娠がわかってからの禁煙であるからといって，悲観すべきことはない．なぜなら，禁煙に成功することと，喫煙を続けていることとでは雲泥の差があるからだ．妊娠のどの時期であれ，禁煙に成功することはよりよい妊娠・出産，よりよい育児への第一歩であり，祝福すべきことである．禁煙する時期は早ければ早いほどよいが，うまくいかないときには，焦らずどこか（たとえば出産までには，

妊娠週数	0	1	2	3	4	5	6	7	8	9	10	11	12	13	14	15	16	17	18	19	20	21	22	23	24	25	26	27	28	…
胎齢			0	1	2	3	4	5	6	7	8	9	10	11	12	13	14	15	16	17	18	19	20	21	22	23	24	25	26	…

発生学的分類：着床前期／器官形成期／胎児期
胎児と薬剤：無影響期／絶対過敏期／相対過敏期／比較過敏期／潜在過敏期

喫煙が妊娠に及ぼす影響

【妊娠初期】
流産
着床の異常→前置胎盤
一部の胎児奇形

【妊娠中期〜末期】
早産
前期破水
子宮内胎児発育遅延
常位胎盤早期剥離

【新生児期，乳児期】
乳幼児突然死症候群

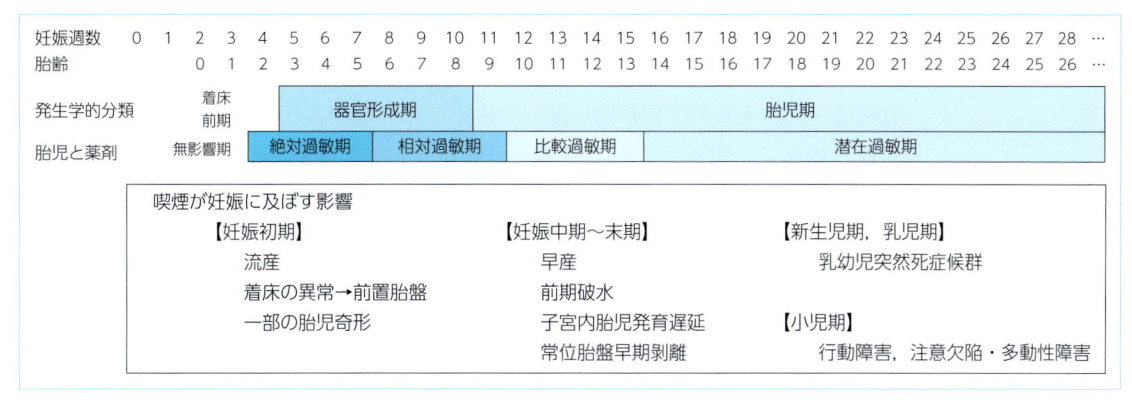

【小児期】
行動障害，注意欠陥・多動性障害

図Ⅳ-4-1　妊娠の経過と胎児の形成薬剤の影響する程度との関連および喫煙が妊娠に及ぼす影響

など）に目標設定して取り組むことが大事である．図Ⅳ-4-1に妊娠の経過とタバコが妊娠・出産・胎児・新生児に及ぼす悪影響についてまとめた．

2. 禁煙支援のために何が必要か

　この時期の禁煙支援には，現在禁煙治療に使用されている薬物療法が，基本的には使用できないという問題点がある．パッチ剤やガムなどのニコチン代替療法も，バレニクリン（選択的アセチルコリン受容体部分作動薬）も，妊娠中に使用することの安全性が確立していないからである．このため，基本は薬剤を使用しない禁煙支援が中心になる．具体的には，定期的な喫煙状況のチェックと，情報提供，カウンセリングによる禁煙誘導であり，認知行動療法などの手法を用いるなどの工夫を要する．そのため，医師よりもむしろ医師以外の職種，助産師や保健師，専門のカウンセラーといった立場からのかかわりが役に立つ．また，歯科領域では歯科衛生士の役割が期待される．口腔内の衛生状況と早産の発生との間にも関連があるといわれており，歯科の立場から妊婦への支援を行うことの重要性が注目されている．

3. この時期の特殊性と課題

　妊娠がわかって一時的に禁煙する人は多い．妊娠は禁煙への大きなモチベーションになるのか，つわりによって体がタバコを受けつけなくなることも役に立つのか，ほかのどんなきっかけよりも妊娠は容易に禁煙に結びつく．つまり妊娠は禁煙の大きなチャンスであり，このチャンスを活かすことが将来の健康な生活習慣の獲得につながる．重要なのは，成功した禁煙を持続させ，出産後も継続し，二度とタバコを吸わない生活を獲得するように支援することである．
　一方で，妊娠しても禁煙しない妊婦，禁煙できない妊婦がいることも事実で，その対応は難しい．これらのケースは精神的・身体的にニコチン依存が強く，自己肯

定感が少ない傾向にある．特に喫煙の害に目を向けていない妊婦はまだしも，害を恐れていたり，喫煙を非難されていたりするにもかかわらず禁煙できない妊婦の場合には，喫煙を責めて精神的に追い詰めることのないような配慮が必要である．適切な目標設定と達成までへの道筋を示すことができるかどうかがポイントであろう．どうしても困難な場合には，ニコチン代替療法を使用することも選択の1つになりえる．

　本人のみならず，家族も含めての禁煙支援・防煙教育を実践できるとよりよい．妊婦の能動的喫煙だけでなく，周囲の喫煙者から受ける受動喫煙も明らかに妊娠・出産への悪影響であるし，新生児・乳幼児の生育環境という点でも，家族に喫煙者がいる場合といない場合とでは大きな差がある．特に乳幼児突然死症候群（SIDS）の発生との関連は重要な情報である（p.30参照）．妊娠は，妊婦本人を含めた家族全体が，タバコのない健康的な生活環境を手に入れるための最もよいきっかけとなるイベントである．

COLUMN　産科外来の問診からみえること

　産科外来での初診時の問診の際に，本人および家族の喫煙歴・喫煙習慣について聴取することは必須です．全員に必ず確認するようにしていると，妊娠をきっかけとして禁煙したという妊婦がかなり多いことに気付きます．日本人は，放射能を恐れ，遺伝子組換え作物を嫌うなど，目にみえない・理解しきれない"体に悪そうなもの"を回避する傾向が強いことが，「妊娠中のタバコは赤ちゃんによくない」という，ある程度しっかりとしたイメージとして染みついていることにつながっているように感じられます．しかし，何度か出産を経験している妊婦の場合，出産のたびに喫煙を再開していることがよく見受けられます．また，妊婦本人は禁煙しても，夫は喫煙を続けている事例もよくあります．どうやら自分のおなかの中で赤ちゃんがどう育っているのかわからないことに関しては，恐怖感が強く，無事生まれた後の子どもたちの環境や自分たちの健康については，安全を過信している傾向があるようです．このことは，きちんとした害悪の情報がなくても，漠然とした恐怖感が強ければそれのみで禁煙は可能である反面，知識に基づいた裏付けがないと，再開も容易であることを示しています．同時に，妊娠中に禁煙に成功していることで安心せずに，この時期にいかにタバコを吸わないことが大事かという意識を植えつけることの重要性がわかります．タバコがやめられなくて苦労している人が多いなか，せっかくやめることができたことを簡単に再開してしまうことはいかにもったいないことでしょうか．禁煙している妊婦を，"禁煙中の喫煙者"から，"非喫煙者"にまで誘導する支援が必要です．

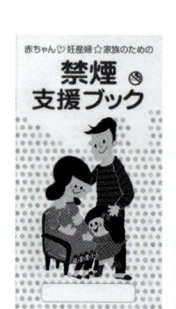

妊婦と家族のための禁煙支援に用いる冊子の一例（財団法人母子衛生研究会編『禁煙支援ブック』）

5章 壮年期以降

I 口腔症状

　壮年期の喫煙による口腔症状は，喫煙への曝露が長いため，より広く，ひどくなって重症化している．壮年期の禁煙支援には，喫煙と関連するさまざまな兆候を見逃さずに治療計画と関連付けること，たとえば，歯周病治療や抜歯後の欠損補綴，高額な費用を支払うインプラント治療への影響は，禁煙の重要性への意識をさらに高める．重度喫煙者では口腔粘膜の症状が重症化している場合があるので，自分の身体に喫煙の影響が及んでいることを直接認識させることができる．

II 全身への影響

　喫煙による生命に関わる全身性の疾患への関心が一層高まる時期なので，喫煙は口腔疾患と全身性の疾患，たとえば，がん，脳卒中や心筋梗塞などの循環器疾患，糖尿病，COPDに代表される呼吸器疾患の共通の危険因子であることや，喫煙の影響が口腔の症状として早い時期から認識できることを説明する．
　女性には，歯肉炎症と妊娠時の女性ホルモンバランスとの関係の話題や，喫煙により更年期障害が早く現れることや，卵巣の機能が低下し閉経が早まることを説明するとよい．歯槽骨への喫煙の影響と関連付けて，喫煙で女性ホルモンのバランスが崩れ，カルシウムを補うことができずに骨粗鬆症になりやすくなるという説明もできる．喫煙による歯根膜や歯肉のコラーゲン線維への影響は，皮膚の線維細胞への影響と対比させ，血行障害も加えて，皮膚のしわが深くなる説明もできる．
　壮年期の禁煙は，微小循環が回復することにより冷え性が改善するなど，今後の生活に意義が高いことを説明して禁煙の重要性への意識を高めるとよい．身近な話題として，顔色がすぐれない，食欲低下，咳や痰，息切れ，胃の痛み，目覚めが悪いことなどと関連付ける．
　喫煙を続けると動脈硬化が進行し，虚血性心疾患や脳梗塞にかかりやすい．がんなど喫煙関連疾患の家族歴のある人の場合は，同じ病気にかかる危険が高まる．禁煙すれば，消化性潰瘍，狭心症，心筋梗塞，肺気腫，慢性気管支炎などのリスクの

改善につながる．メタボリックシンドロームの指導対象者への禁煙の働きかけも重要である．

III 二次喫煙（受動喫煙）

> **環境タバコ煙**
> タバコの先から発生する副流煙と喫煙者が吸い込む主流煙が吐き出されて，空気中に漂ってできる煙の混合物のこと．

　二次喫煙（環境タバコ煙）の影響が想像以上に大きいことがわかり，口腔でもタバコの煙は歯周病原細菌の病原性を高め，*P. gingivalis* や *S. mutans* などのバイオフィルムの形成を早めることが明らかになっている．歯肉メラニン色素沈着に加え，齲蝕や歯周病にも二次喫煙の影響が及ぶことが示唆される．口腔から全身への影響に話題を発展できる．

　自分の健康への気配りはおろそかになるが，家族を思いやる気持ちは一貫して高いので，禁煙が家族の健康に役立つことのインパクトは大きいと考えられる．二次喫煙により子どもの肺炎，急性気管支炎，喘息性気管支炎などの呼吸器疾患が増加する．小児喘息は親や家族の喫煙が主な原因で，患者本人だけでなく家族もつらくなるほど苦しい．幼児期の二次喫煙は，成長してからも呼吸器系疾患の感受性を高める．子どもがタバコを誤飲し，急性ニコチン中毒になる事故も相次いでいる．子どもや孫が将来タバコを吸いやすくなるなど悪い見本になることは避けたい．

IV 生活のなかでの関心事

　社会に及ぼす影響力が強くなりはじめ，仕事への優先度が高くなるので，仕事と喫煙の関連は重要な関心事である．タバコの臭いが対人サービスと関連することや，職場での喫煙場所の制限といった話題は，禁煙の重要性の意識を後押しする．

　日常生活にも関連付けることができる．生命保険の契約内容や，車の下取りの査定価格，マンションの価値などは喫煙によって異なってくるし，生活費の節約にもつながる．また，身近な家族も健康でいられる．

　また，運動に必要なバランス感覚は，かみ合わせにも密接に関連するので，喫煙と歯周病や歯の喪失との関係を説明する．ビタミンCや酸素の供給，栄養の補給をする循環機能は歯周組織の健康維持とも密接に関連するが，喫煙は歯肉の循環機能を障害するうえ，循環器疾患や糖尿病，メタボリックシンドロームとも関係する．歯周病はこれらの疾患や症状とも関連することから，喫煙がビタミンCを破壊したり，喫煙によって生じる一酸化炭素がヘモグロビンと結合して酸素の運搬能力を低下することと口腔の状況について，少し深化した話題についても展開できる．

V 禁煙の効果

　壮年期以降では，すでに喫煙のリスクが高まっているので，今から禁煙しても効果がないのではないか，という疑いが高まっている場合が想定される．しかし，歳をとってから禁煙しても虚血性心疾患やがんの危険を減らせるし，50歳までに禁煙したとすれば，その後15年間に死亡する確率は半減する．喫煙関連疾患の症状が現れてから禁煙しても改善する．

　禁煙後に実感できる効果として，咳や痰が止まる，目覚めがさわやかになる，味覚や嗅覚が戻り食べ物がおいしく感じられる，ライターなどの持ち物が少なくて済む，お小遣いが減らなくて済む，火事の心配をしなくても済む，また，人によっては仕事や家庭で自信がつき，人生観が変わってくるなどがある．特に禁煙してすぐに現れる効果は説得力がある．

COLUMN 日本でも流行する兆しの電子タバコへの対応

　LCC（格安航空会社）機内では「電子タバコはご利用になれません」というアナウンスが流れます．2015年の調査では，電子タバコの使用経験者は約5％，常習使用者は1％を超えており，若年者層の使用割合が高い結果が出ています．この数字は，LCC，180席が満席であれば，そのうち2人は電子タバコ使用者ということになります．機内アナウンスがなければ，航空機内で電子タバコが使用される可能性があり，とくにLCCは若年者の利用が多いため，若年者の使用率が高くなるかもしれません．

　電子タバコの使用者の多くは紙巻きタバコとの二重使用者でした．紙巻タバコの代替え品ではなく，使い方の選択肢が増えたことになります．

　海外では，より害の少ないタバコを求める「ハームリダクション」と受動喫煙防止の厳しい規制下での手軽さが，電子タバコの流行を推し進めています．日本ではタバコの葉を加熱して蒸気を吸引する（非燃焼加熱）方式のタバコ「Ploom」，「iQOS」が販売されています．これらはタバコの葉を使うのでタバコ製品ですが，電子タバコはタバコの葉を使わずに液体の入ったカートリッジを加熱して蒸気を吸引するのでタバコ製品ではありません．液体にニコチンが含有されている場合は，日本では薬物・医療機器として認可されないと販売できないため，個人輸入が入手経路になります．

　欧米では「消費者のタバコ離れを食い止められる」と考えた国際タバコ会社が，より害の少ない無煙タバコを製造する会社を買収し，自社ブランドで無煙タバコ販売を展開し，日本でも無煙タバコ「スヌース」が流通しています．無煙タバコはアジア諸国や米国で流行し，口腔がんの原因となっています．電子タバコにはアルデヒドやアクロレインなどの有害物質が含まれており，紙巻きタバコに比べると有害物質は少ないですが，使用開始から相当の歳月がたたないと影響は明確になりません．また，口腔細菌はタバコ煙の曝露により病原性が強化されるなど環境変化に敏感になります．

　国民健康栄養調査では，日本人の喫煙率は下げ止まり状態が続いており，禁煙意思のある者も減少しています．タバコ類似製品が多様化し，禁煙の意思の低下や，電子タバコや無煙タバコ使用が喫煙開始の「ゲートウェイ」の役割をすることが危惧されています．医療者は，公衆衛生上の危惧と電子タバコは禁煙の最後の選択肢である意識をしっかりもつことが重要です．

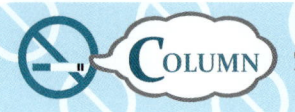

COLUMN　受動喫煙防止で心臓発作が減少

　法律で喫煙環境を規制し，受動喫煙防止をすることによって心臓発作が減少した報告が世界中から出ています．最初の報告は米国モンタナ州ヘレナでした．ヘレナは人口68,140人の地理的に孤立した地域で，公共の場と職場を禁煙にする条例が2002年6月5日に施行され，2002年12月3日に裁判所命令によって停止されました．この地域には病院が1つあり，急性心筋梗塞患者は全員この病院に搬送されます．禁煙条例が施行されていた6カ月間の急性心筋梗塞の入院はヘレナでは40％減少しましたが，ヘレナ以外の地域では逆に増加していました．その後条例が解除されると，再度ヘレナでは心臓発作が増加しました．これは，職場と公共の場所を全面的に禁煙化する法的規制が，直ちに心臓病の減少をもたらし，逆に法的規制が解除されることによって再度増加したことを初めて示したものです．

　ヘレナの報告以後，米国コロラド州プエブロ，イタリア北部ピエモンテ州，米国オハイオ州ボーリンググリーン，米国ニューヨーク州，カナダ，アイルランドなどから同様の報告が行われています．いずれも公共の場，職場の喫煙を法的に規制し，全面的受動喫煙防止区域を設定することによって，ごく短期間に急性心筋梗塞などの心臓発作による入院の減少効果が現れることを示しています．このことは，喫煙による冠動脈疾患の発生が，喫煙の慢性障害を中心にした発がんとは異なり，喫煙の急性障害によっても生じることを考慮すれば納得できることです．

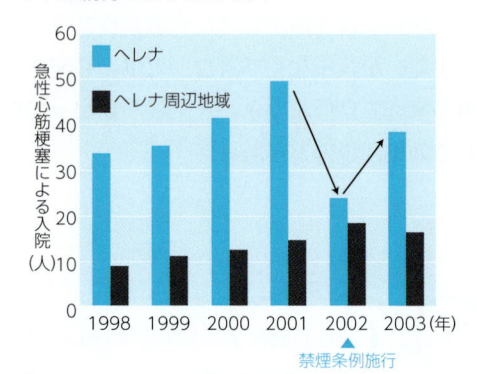

(Sargent, R. P et al. BMJ 2004)

COLUMN　世界唯一タバコのない国 "ブータン王国" 国王の英断にアッパレ！

　ヒマラヤの桃源郷といわれているヒマラヤ東部の仏教国ブータン王国（九州ほどの広さに約70万人が暮らしています）では，2004年12月17日から国内でのタバコの販売が禁止になりました．世界初の試みとなるこの政策は，環境と健康を重視するジグミ・シンギ・ワンチュク国王（2011年11月に来日したジグミ・ケサル・ナムゲル・ワンチュク国王の前国王）のGNH（国民総幸福，Gross National Happiness）を基本にするという国家スローガンに基づいています．35年も前から，公平で将来の世代に負担を回さない経済発展，多様な伝統文化の継承と振興，自然環境の保護，不正のない統治などに努め，タバコのない脱タバコ社会が実現されています．

　すでに，タバコの販売禁止から10年以上経ち，国外から高い関税を払って持ち込んでいたと思われる喫煙者も，今では非喫煙者になっていることでしょう！また，吸い始める子どもたちもいないでしょう！まさに喫煙率ゼロに，はてしなく近く，禁煙支援という概念や受動喫煙防止対策などはもちろんのこと，そのための教育や設備費なども不必要で，さまざまな病気を引き起こす大きな因子が存在しないのは，すばらしいことではないでしょうか！

　一方，日本はどうでしょうか．ワンチュク国王が来日した際にも，脱タバコ国家であることを一切報道しないばかりか，タバコ自動販売機の氾濫，テレビや週刊誌，コンビニエンスストアでの大々的な宣伝など，FCTC締結国にもかかわらず条約に反したことが行われています．

　最も幸福な国といわれているブータン王国を目指して，本当の意味での豊かな国づくりを考えることが必要なのではないでしょうか．

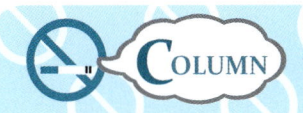

COLUMN タバコの煙も微小粒子状物質（PM2.5）です！

　2012年2月，白く厚い雲に覆われた北京市の航空写真，偏西風に乗って「何か」が日本へ流れてくるシミュレーション映像で一気に「PM2.5（ピイエム2.5）」という言葉が広く知られるようになりました．粒子（Particulate matter）のうち，粒子径が2.5マイクロメートル以下の微小粒子状物質を意味します．工業化により急速に増えた工場排煙，自動車の排ガス，さらに暖房や調理に石炭を使用している家庭が多いため，寒い冬を迎えてPM2.5が大量発生したようです．

　肺の深部に浸入したPM2.5は肺の炎症を起こして呼吸器疾患（気管支喘息や肺がん）の原因となるだけでなく，全身炎症も引き起こすため動脈硬化性の疾患（心筋梗塞や脳梗塞）のリスクも高くなり，住民全体の死亡率も高くなります．世界保健機関（WHO）では住民の死亡リスクが高くならない基準値として，年平均 $10\mu g/m^3$ 以下，PM2.5の濃度が高い場合でも $25\mu g/m^3$ 以下（24時間平均）を示しています．

　2013年2月北京市では，高い日には700〜$800\mu g/m^3$ に達し，危険な状況でした．日本にも飛来したことがニュースで取り上げられましたが，希釈されるので，濃度が高い日でも30〜$50\mu g/m^3$ 程度でした．

　タバコの燃焼により発生する煙の粒子は，副流煙も吐出煙も典型的なPM2.5です．ある調査では，喫茶店や居酒屋のPM2.5濃度は400〜$800\mu g/m^3$ と高い日の北京市と同じレベルで，環境の悪い喫煙室では2,000〜$4,000\mu g/m^3$ という劣悪な環境であることがわかっています．大気中のPM2.5は雨が降ればなくなりますが，喫茶店や居酒屋に雨は降りません．自分の身体を守るためにはタバコ臭い場所には近付かないことです．喫煙者が吸い込む時の口の中の濃度は $10,000\mu g/m^3$ 以上です．自分が喫煙しないことが大切なことはいうまでもありません．

付 タバコ煙と喫煙の分類

主流煙	喫煙者の肺内に吸入される煙
副流煙	タバコの点火部から立ち上る煙
吐出煙（呼出煙）	喫煙者が吸い込んだ後に吐き出す煙
受動喫煙，強制喫煙	副流煙と喫煙者が吐き出す吐出煙を吸わされること
残留タバコ成分	喫煙者の口腔粘膜，気管支粘膜，衣服，毛髪，部屋の壁紙やカーテン，クッション，カーペット，床などの表面に付着したタバコ煙の粒子から揮発する有害物質を含んだガス状物質（タバコ臭）を吸わされること
一次喫煙（first-hand smoke，いわゆる喫煙）	喫煙者が自分自身の意志でタバコを吸うこと
二次喫煙（second-hand smoke，受動喫煙）	副流煙と喫煙者が吐き出す吐出煙を吸わされること
三次喫煙（third-hand smoke）	喫煙時以外に，喫煙者の呼気や衣服，喫煙場所などの残留タバコ煙を吸わされること

＜参考文献＞

I 編

1) IARC Monograph.vol83,Tabacco Smoke and Involuntary Smoking, 81-83, 2004.
2) 藤原久義ほか：循環器病の診断と治療に関するガイドライン（2003-2004年度合同研究班報告）禁煙ガイドライン．*Circulation Journal*, 69（Suppl. IV）：1005-1103, 2005.
3) 稲垣幸司：歯科衛生士のための Quint Study Club　プロフェッショナルケア編③　歯科から発信！あなたにもできる禁煙支援　第1版．クインテッセンス出版，東京，2012.
4) 稲垣幸司ほか：喫煙による口腔内への影響とは？　歯周病・歯肉着色などの観点から　チェアサイドで役立つ！歯科衛生士のための禁煙支援．デンタルハイジーン，29（2）：202-207, 2009.
5) 沼部幸博：歯周組織に対する喫煙の影響．日歯誌，45（2）：133-141, 2003.
6) 大森みさきほか：ポジション・ペーパー　喫煙の歯周組織に対する影響．日歯周誌，53（1）：40-49, 2011.
7) 日本歯周病学会ガイドライン作成小委員会：歯周病の診断と治療の指針（2007年）．医歯薬出版，東京，2007.
8) 藤原久義：禁煙ガイドライン．Circulation Journal，69：1106-1114, 2009.
9) 日本口腔外科学会編：口腔外科ハンドマニュアル'07　別冊 The Quintessence 口腔外科　YEAR BOOK．クインテッセンス出版，東京，2007.
10) 吉野邦俊：頭頸部癌の治療指針―頭頸部癌は増えているか―頭頸部癌の疫学．耳鼻咽喉科・頭頸部外科，76（6）：345-350, 2004.
11) 日本口腔インプラント学会編：口腔インプラント治療指針．医歯薬出版，東京，2012.
12) 田部慎一，日野出大輔ほか：骨結合型インプラント治療の予後に対する喫煙の影響．口腔衛生会誌，51（3）：196-202, 2001.
13) Hinode D, et al：Influence of smoking on osseointegrated implant failure：a meta-analysis. *Clin Oral Implants Res*. 17：473-478, 2006.
14) 日本歯周病学会編：歯周病患者におけるインプラント治療の指針2008．医歯薬出版，東京，2009.
15) Lindquist LW, et. al.：Association between marginal bone loss around osseointegrated mandibular Implants and Smoking habits：a 10-year follow-up study. *JDR*, 76（10）：1667-1674, 1997.
16) 喫煙と健康問題に関する検討会編：第2章第5節4項　呼吸器疾患．喫煙と健康―喫煙と健康問題に関する検討会報告書．新版，保健同人社，東京，2002, 136-145.
17) 日本呼吸器学会COPDガイドライン第5版作成委員会編：疾患概念．COPD（慢性閉塞性肺疾患）診断と治療のためのガイドライン2018（第5版），メディカルレビュー社，東京，2018, 7-12.
18) Global Initiative for Chronic Obstructive Lung Disease: Global strategy for diagnosis, management, and prevention of COPD, 2011.
19) 日本呼吸器学会COPDガイドライン第2版作成委員会編：日本における疫学．COPD（慢性閉塞性肺疾患）診断と治療のためのガイドライン第2版，メディカルレビュー社，東京，2004, 1-5.
20) Fukuchi Y, et al：COPD in Japan：the Nippon COPD Epidemiology study. *Respirology* 9（4）：458-65, 2004.

21) 福原俊一ほか：SF-36v2TM 日本語版マニュアル．健康医療評価研究機構（iHope），京都，2004．
22) 川上和義ほか：呼吸不全，呼吸不全の疫学と予後決定因子．日内会誌，**79**：732-37，1990．
23) Mannino DM, et al：Global Initiative on Obstructive Lung Disease（GOLD）classification of lung disease and mortality：findings from Atherosclerosis Risk in Communities（ARIC）study. *Respir Med* **100**：115-22, 2006.
24) Hirayama T.：Life-style and mortality, a large-scale census-based cohort study in Japan, Basel：Karger, 1990.
25) Ueshima H, Choudhury SR, Okayama A, et al.：Cigarette smoking as a risk factor for stroke death in Japan. NIPPON DATA80. *Stroke* **35**（8）：1836-1841, 2004.
26) Baba S, Iso H, Mannami T, et al.：Cigarette smoking and risk of coronary heart disease incidence among middle-aged Japanese men and women：the JPHC Study Cohort I. *Eur J Cardiovasc Prev Rehabil* **13**（2）：207-213, 2006.
27) Barnoya J, Glantz SA. Cardiovascular effects of secondhand smoke：nearly as large as smoking. *Circulation* **111**（20）：2684-2698, 2005.
28) 平田幸夫ほか：喫煙による歯科医療費への経済的影響─喫煙による歯周疾患に及ぼす超過医療費を推定する試み─．日本歯科評論，**66**（5）：131-134，2006．
29) 山本龍生，青山　旬，平田幸夫：喫煙による歯周疾患の超過医療費の試算．ヘルスサイエンス・ヘルスケア，**9**（2）：69-74，2009．
30) 尾﨑哲則：地域歯科保健計画指標の適合性の評価．がん予防等健康科学総合研究事業，47-50，2002．
31) 平田幸夫，青山　旬：歯科禁煙対策の喫煙率低下・経済モデルの開発　喫煙が及ぼす歯の喪失に伴う欠損補綴の超過医療費の推計と禁煙によるその経済効果．循環器疾患等生活習慣病対策総合研究事業，74-82，2009．
32) 安藤雄一ほか：永久歯の抜歯原因調査報告書．8020 推進財団，1-59，2005．
33) 厚生労働省 健康日本 21（第二次）　https://www.mhlw.go.jp/bunya/kenkou/kenkounippon21.html
34) 片野田耕太，望月友美子，雑賀久美子，祖父江友孝：わが国における受動喫煙起因死亡数の推計．厚生の指標，**57**（13）：14-20，2010．
35) 厚生労働省最新たばこ情報　https://www.health-net.or.jp/tobacco/more/mr293000.html
36) 財団法人健康・体力づくり事業団編：健康と喫煙　喫煙と健康問題に関する報告書．保健同人社，東京，1987．
37) 日本禁煙学会編：禁煙学．南山堂，東京，2007．
38) 日本禁煙学会編：禁煙学　第 2 版．南山堂，東京，2010．
39) 埴岡　隆ほか：喫煙と受動喫煙による口腔と歯科治療への影響─歯科医師による禁煙介入の役割と重要性．月刊保団連，**1110**：17-22，2012．
40) Surgeon General's Report. The Health Consequences of Smoking：2004.
41) German Cancer Research Center Red Series Volume 17, Tobacco Prevention and Tobacco Control Menthol Capsules in Cigarette Filters Increasing the Attractiveness of a Harmful Product, Heidelberg http://www.dkfz.de/de/tabakkontrolle/download/Publikationen/RoteReihe/Band_17_Menthol_Capsules_in_Cigarette_Filters_en.pdf. Accessed for Nov.3.2012.

42) Arbes Jr SJ, et al.：Environmental tobacco smoke and periodontal disease in the United States. Am J Public Health, 91：253-257, 2001.

43) Sanders AE, et al.：Secondhand smoke and periodontal disease: Atherosclerosis risk in communities study. Am J Public Health, 101（Issue SUPPL. 1）：S339-S346, 2011.

44) Yamamoto Y, et al.：Association between passive and active smoking evaluated by salivary cotinine and periodontitis. J Clin Periodontol, 32（10）：1041-1046, 2005.

45) Erdemir EO, Sönmez IS, Oba AA, Bergstrom J, Caglayan O.：Periodontal health in children exposed to passive smoking. J Clin Periodontol, 37（2）：60-164, 2010.

46) Ueno M, Ohara S, Sawada N, Inoue M, Tsugane S, Kawaguchi Y.：The association of active and secondhand smoking with oral health in adults：Japan public health center-based study. Tob Induc Dis, 13（1）：19, 2015.

Ⅱ編

1) 藤原久義ほか：循環器病の診断と治療に関するガイドライン（2003-2004年度合同研究班報告）　禁煙ガイドライン．*Circ J*, 69（Suppl. IV）：1005-1103, 2005.

2) 稲垣幸司：歯科衛生士のための Quint Study Club　プロフェッショナルケア編③　歯科から発信！あなたにもできる禁煙支援，第1版，クインテッセンス出版，東京，2012.

3) 稲垣幸司ほか：喫煙による口腔内への影響とは？　歯周病・歯肉着色などの観点から　チェアサイドで役立つ！歯科衛生士のための禁煙支援．デンタルハイジーン，29（2）：202-207, 2009.

4) 沼部幸博：歯周組織に対する喫煙の影響．日歯誌，45（2）：133-141, 2003.

5) 大森みさきほか：ポジション・ペーパー　喫煙の歯周組織に対する影響．日歯周誌，53（1）：40-49, 2011.

6) Lee J, et al.：Cigarette smoking and inflammation：cellular and molecular mechanisms. *J Dent Res*, 91（2）：142-149, 2012.

7) Novak MJ, et al.：Smoking and periodontal disease, Newman MG, Takei H, Klokkevold PR, Carranza FA, Carranza's Clinical Periodontology, 11th ed, Saunders, Philadelphia, 294-301, 2012.

8) Geisinger ML, Holmes CM, Geurs NC, Vassilopoulos PJ, Reddy MS.：Host modulation for smokers undergoing periodontal maintenance：A review of current evidence. *Clinical Advances in Periodontics*, 1（1）：54-60, 2011.

9) 日本歯周病学会　ガイドライン作成小委員会：歯周病の診断と治療の指針（2007年），医歯薬出版，東京，2007.

10) Arbes Jr SJ, et al.：Environmental tobacco smoke and periodontal disease in the United States. *Am J Public Health*, 91：253-257, 2001.

11) Sanders AE, et al.：Secondhand smoke and periodontal disease：Atherosclerosis risk in communities study. *Am J Public Health*, 101（Issue SUPPL. 1）：S339-S346, 2011.

12) Yamamoto Y, et al.：Association between passive and active smoking evaluated by salivary cotinine and periodontitis. *J Clin Periodontol*, 32（10）：1041-1046, 2005.

13) Erdemir EO, Sönmez IS, Oba AA, Bergstrom J, Caglayan O.：Periodontal health in children ex-

posed to passive smoking. *J Clin Periodontol*, 37（2）：160-164, 2010.
14）埴岡 隆ほか：喫煙習慣が関係する歯肉メラニン色素沈着の疫学的研究．口腔衛生誌, 43（1）：40-47, 1993.
15）Hanioka T, et al.：Association of melanin pigmentation in the gingiva of children with parents who smoke. *Pediatrics*, 116（2）：e186-190, 2005.
16）稲垣幸司ほか：受動喫煙の小児歯周組織への影響．第41回中部日本小児科学会抄録集, 46, 2005.
17）関崎和夫：受動喫煙と歯肉メラニン沈着に関連性はない⁉ 小児688名の調査結果より．*the Quintessence*, 29（7）：127-139, 2010.
18）Sridharan S, et al.：Effect of environmental tobacco smoke from smoker parents on gingival pigmentation in children and young adults：a cross-sectional study. *J Periodontol*, 82（7）：956-62, 2010.

Ⅲ編

1) Glanz, K., Rimer, B.K., Viswanath, K. et al.：Health Behavior and Health Education：Theory, Research, and Practice, 4th Edition., 2008, Jossey-Bass, San Francisco.
2) 髙橋浩之：健康教育への招待．大修館書店, 東京, 1996.
3) 宗像恒次：行動科学からみた健康と病気―現代日本人のこころとからだ．メヂカルフレンド社, 東京, 1987.
4) Prochaska, J.O.：What causes people to change from unhealthy to health — enhancing behaviour? In：Heller, T. et al. eds., Preventing Cancer. London：Open University Press, 1992.
5) 中村正和監訳／ジェイムス・プロチャスカほか著：チェンジング・フォー・グッド．法研, 東京, 2005.
6) Fiore MC, Jaen CR, Baker TB, et al. Treating tobacco use and dependence：2008 update. Clinical Practice Guideline. Rockville：US Department of Health and Human Services. Public Health Service；2008.
7) 中村正和：特集 禁煙支援と歯周病予防― Question 禁煙とメタボの関係は？―．肥満と糖尿病 9（5）：682-684, 2010.
8) 厚生労働省中央社会保険医療協議会総会：診療報酬改定結果検証に係る特別調査（平成19年度調査）ニコチン依存症管理料算定保険医療機関における禁煙成功率の実態調査報告書．平成20年7月9日（https://www.mhlw.go.jp/shingi/2008/07/dl/s0709-8k.pdf, 2018年12月10日アクセス）
9) Royal College of Physicians：Nicotine addiction in Britain. A report of the Tobacco Advisory Group of the Royal College of Physicians. London. Royal College of Physicians. 2000.
10) Taylor AH, Ussher MH, Faulkner G：The acute effects of exercise on cigarette cravings, withdrawal symptoms, affect and smoking behaviour: a systematic review. Addiction, 102（4）：534-543, 2007.
11) 日本禁煙推進医師歯科医師連盟：J-STOP ネクストホームページ（https://www.j-stop.jp）
12) 日本循環器学会, 日本肺癌学会, 日本癌学会, 日本呼吸器学会：禁煙治療のための標準手順書第8.1版．2021年9月．（各学会のホームページで公開）
13) 厚生労働省：禁煙支援マニュアル（第二版）増補改訂版, 2018.
14) 田野ルミ, 中村勝文：歯科医院における禁煙支援により禁煙・節煙につながった歯科受診者の状況（第1報）．日本歯科人間ドック学会誌. 8（1）. 7-15. 2015.
15) 田野ルミ, 中村勝文：歯科医院における禁煙支援により禁煙・節煙につながった歯科受診者の状況―歯科受診

者を対象とした禁煙者と節煙者の比較（第2報）．日本歯科人間ドック学会誌．10（1）．19-26．2015．
16) 財団法人健康・体力づくり事業財団：健康日本21（21世紀における国民健康づくり運動について）．健康日本21計画策定検討会報告書．平成21年3月．111-116，127-136．
17) 田野ルミ，尾崎哲則，中村勝文，長弘謙樹：喫煙が口腔内のVSCs濃度に及ぼす影響―歯科受診者を対象とした喫煙者と非喫煙者のVSCs値の比較―．日本歯科医療管理学会雑誌．50（3）．170-177．2015．
18) 小島美樹ほか：歯科患者の喫煙への継続的介入に伴う禁煙ステージの移動，日本公衛誌，52（9）：796-801，2005．
19) 埴岡　隆ほか：歯科における禁煙治療の概要．禁煙外来ベストプラクティス，日経メディカル開発，東京，2010．
20) 厚生労働省健康局：禁煙支援マニュアル，2006．https://www.mhlw.go.jp/topics/tobacco/kin-en-sien/manual/index.html

Ⅳ編
1) 尾崎米厚ほか：中高生の喫煙状況と2010年のタバコの値上げの影響．中央調査社．https://www.crs.or.jp/backno/No649/6491.htm. Accessed for Nov.3.2012.
2) 北田雅子ほか：喫煙未経験者の 加濃式社会的ニコチン依存度（KTSND）ならびに喫煙規制に対する意識が将来の喫煙行動に与える影響―大学生を対象とした追跡調査より―．日本禁煙学会雑誌，6（6）：98-107，2011．
3) 中島素子ほか：大学敷地内禁煙実施による医学生の喫煙率と喫煙に対する意識への影響．日公衛誌，55：647-654，2008．
4) 松崎道幸訳：タバコフリーキャンパスガイド．日本禁煙学会，2012．https://www.nosmoke55.jp/data/tobaccofree_campuses_guide.html. Accessed for Nov.3.2012.
5) 喫煙と健康問題に関する検討会：新版　喫煙と健康．保健同人社，東京，2002．
6) 守田祐作，大和　浩：受動喫煙防止のための職場の喫煙対策．安全衛生コンサルタント，32（102）：15-19，2012．
7) Winickoff, et al.：Beliefs about the health effects of "thirdhand" smoke and home smoking bans. Pediatrics, 123（1）：e74-79, 2009.
8) 大和　浩，本多　融，纐纈朋弥：受動喫煙（2次喫煙）の罪．日本胸部臨床，71（7）：664-674，2012．
9) 纐纈朋弥ほか：家庭における受動喫煙曝露状況に関する調査．保健師ジャーナル．68（6）：518-523，2012．
10) 日本産業衛生学会：働く人を喫煙と受動喫煙の害から守るためのタバコ対策宣言　https://www.sanei.or.jp/?mode=view&cid=184
11) 厚生労働省　https://www.mhlw.go.jp/bunya/shakaihosho/iryouseido01/pdf/info03d-1.pdf
12) 日本循環器学会，日本肺癌学会，日本癌学会 日本呼吸器学会編：禁煙治療のための標準手順書．第5版，2012．https://www.jrs.or.jp/home/modules/information/index.php?content_id=605
13) 日本呼吸器学会：禁煙のすすめ―タバコについて考えてみませんか？―　https://www.jrs.or.jp/home/modules/citizen/index.php?content_id=81
14) 喫煙問題に関する検討委員会編：禁煙治療マニュアル．日本呼吸器学会，2009．
15) 阿部眞弓：禁煙に関心のない喫煙者への喫煙介入の考え方．日本医事新報，4023：1-9，2001．

さくいん

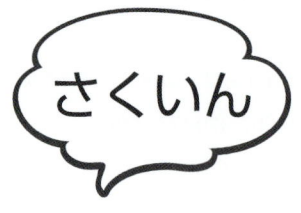

ア
アンビバレント　41

イ
インプラント治療　17
インプラント治療指針　18
インプラントの失敗　17
依存性　6
維持期　59
維持支援　72
一次喫煙　104
一酸化炭素　5

ウ
齲蝕　8
　　──の疫学　8
齲蝕感受性　9

オ
オペラント学習理論　54

カ
ガムタバコ　14
家庭における喫煙禁止　89
加熱式タバコ　92
噛みタバコ　14
環境タバコ煙　100
関心期　59, 78
関連付け　46
学齢期　80
学校での生活指導　81
学校の正規の授業　81

キ
気相　5
喫煙ステージ　36, 59
喫煙ステージ別行動変容の要素　93
喫煙とがん　27
共感的応答　42, 43
強制喫煙　104

喫煙防止教育・禁煙教育　85
禁煙導入　63
禁煙の解決策　64
禁煙の効果　101
禁煙の重要性　63
禁煙補助薬　71
技術トレーニング　62
逆条件付け　61

ケ
健康信念モデル　57
健康増進法　31
健康保険制度　73
権威的面接　39, 40

コ
コチニン　4, 10
呼吸器疾患　23
呼出煙　104
口腔がん　14
　　──の危険因子　15
口腔粘膜　13
口臭　20
行動科学　54
行動契約　61, 65
行動変容　54
行動変容段階モデル　59
行動療法　60

サ
三次喫煙　93, 104
残留タバコ成分　104

シ
刺激統制　61
脂質異常症　28
歯科医療費　34
歯科衛生士が行う成人への喫煙介入のヒント　94
歯科衛生士が禁煙支援を行う意義　75
歯科診療での防煙教育　82
歯科での禁煙支援の基本的な流れ　69
歯科における禁煙支援　78
歯科保健指導としての禁煙支援　68
歯科臨床における禁煙支援　68
歯周組織　10

歯周病　10
歯肉上皮下毛細血管網の血流量　10
歯肉メラニン色素沈着　21
社会的学習理論　55
社会的認知理論　55
主流煙　2
周術期　30
消化器疾患　29
職域における喫煙対策　77
職場と公共施設の受動喫煙防止対策　88
心血管疾患　28
実行期　59
実行支援　71
寿命の短縮　26
受動喫煙　8, 82, 104
　　──の防止　31
準備期　59
女性の疾患　29
情報提供　63, 64, 71

ス
スモーカーズフェイス　29, 30

セ
セルフモニタリング　61
成人期　91

ソ
ソーシャルサポート　62, 65, 66
壮年期　99

タ
タバコ依存　7
タバコ煙　2
タバコ臭　20
タバコに含まれる添加物　87
たばこ規制枠組条約　33
たばこの規制に関する世界保健機関枠組条約　31
体重コントロール　66
大学生の喫煙行動　83
大学における健康教育　86

テ
定期健診時の利用　92
電子タバコ　101

ト
吐出煙　　　　　　　　2, 104
糖尿病　　　　　　　　　28
動機付け　　　　　　　　36
動機付け支援　　36, 38, 70
　──のきっかけ　　　　47
動機付け面接　　　　　　39
　──の基本的考え方　　41
　──のトレーニングの重要性
　　　　　　　　　　　　45
動機付け面接技法　　39, 65

ニ
ニコチン　　　　　　　　　4
　──の毒性　　　　　　　5
　──の薬理作用　　　　　4
ニコチンガム　　　　71, 72
ニコチン依存症としての禁煙治療　　　　　　　　　　73
二次喫煙　　　93, 100, 104
乳歯齲蝕　　　　　　　　　8
乳幼児突然死　　　　　　30
妊産婦期　　　　　　　　96
　──の禁煙支援・防煙教育
　　　　　　　　　　　　96
認知再構成法　　　　　　62

ノ
能動喫煙　　　　　　8, 82

脳
脳卒中　　　　　　　　　28

ハ
歯の喪失　　　　　　　　19
働く人への喫煙介入　　　91

フ
フィードバック　　　　　62
副流煙　　　　　　　　2, 3
ブリンクマン指数　　　　15

ヘ
ヘルス・ビリーフ・モデル　57
米国禁煙診療ガイドライン
　　　　　　　　36, 37, 39

ホ
保健行動のシーソーモデル
　　　　　　　　　　58, 59
防煙教育　　　　　　　　80

マ
慢性閉塞性肺疾患　　　　23

ム
無関心期　　　　　　59, 77

メ
メタボリックシンドローム
　　　　　　　　　　28, 29
メンソール　　　　　　　87
免疫機能に与える影響　　11

モ
目標設定　　　　　　61, 65
問題解決　　　　　　　　62

リ
粒子相　　　　　　　　　5
両価的　　　　　　　　　41

欧文
Brinkman Index　　　　15
COPD　　　　　　　　　23
COPDにおける問題点　　24
FCTC　　　　　　　　　31
MI　　　　　　　　　　39
OARS　　　　　　　42, 43
OTC薬　　　　　　　　71
SIDS　　　　　　　　　30
PM2.5　　　　　　　　103

数字
5Aアプローチ　　　　　69
5つのR　　　　　　37, 65

【著者略歴（執筆順）】

尾﨑　哲則（おざき　てつのり）
- 1983 年　日本大学歯学部卒業
- 1987 年　日本大学大学院歯学研究科修了
- 1998 年　日本大学助教授
- 2002 年　日本大学歯学部医療人間科学教室教授
　　　　　日本大学歯学部附属歯科衛生専門学校校長（〜 2011 年）
- 2022 年　日本大学講師
- 2023 年　日本大学客員教授

大和　浩（やまと　ひろし）
- 1986 年　産業医科大学医学部卒業
- 1992 年　産業医科大学産業生態科学研究所労働衛生工学研究室助手
- 1995 年　産業医科大学産業生態科学研究所労働衛生工学研究室講師
- 1998 年　産業医科大学産業生態科学研究所労働衛生工学研究室助教授
- 2006 年　産業医科大学産業生態科学研究所健康開発科学研究室教授

宮﨑　恭一（みやざき　きょういち）
- 1968 年　東京薬科大学薬学部卒業（薬剤師）
　　　　　東京衛生病院臨床検査室勤務
- 1970 年　香港アドベンチスト病院薬局勤務
- 1973 年　シドニーアドベンチスト病院薬局勤務
- 1990 年　東京衛生病院企画・広報課課長
- 1991 〜 2002 年　日本禁煙協会会長
- 1997 年　全国禁煙・分煙推進協議会（旧タバコと健康全国協議会）事務局長
- 2007 〜 2010 年　東京衛生病院健康増進部健康教育科課長
- 2010 年　特定非営利活動法人日本禁煙学会総務委員長
- 2015 年　一般社団法人日本禁煙学会理事・総務委員長

小島　美樹（おじま　みき）
- 1990 年　大阪大学歯学部卒業
　　　　　大阪大学歯学部予防歯科学講座入局
- 1993 年　大阪大学歯学部附属病院医員
　　　　　大阪大学歯学部助手
- 2007 年　大阪大学大学院歯学研究科助教
- 2017 年　梅花女子大学看護保健学部口腔保健学科教授

稲垣　幸司（いながき　こうじ）
- 1982 年　愛知学院大学歯学部卒業
- 1989 年　愛知学院大学歯学部講師（歯周病学講座）
- 2000 〜 2001 年　ボストン大学歯学部健康政策・健康事業研究講座客員研究員
- 2005 年　愛知学院大学歯学部助教授（歯周病学講座）
- 2007 年　愛知学院大学短期大学部歯科衛生学科教授

高阪　利美（こうさか　としみ）
- 1974 年　愛知学院大学歯科衛生士学院卒業
- 1982 年　愛知学院短期大学卒業
- 1993 年　愛知学院大学歯科衛生専門学校教務主任
- 2004 年　佛教大学社会福祉学科卒業
- 2006 年　愛知学院大学短期大学部准教授
- 2012 年　愛知学院大学短期大学部教授
- 2021 年　愛知学院大学特任教授

柴原　孝彦（しばはら　たかひこ）
- 1979 年　東京歯科大学卒業
- 1993 年　ドイツ・ハノーバー医科大学口腔顎顔面外科教室に留学
- 2000 年　東京歯科大学口腔外科第一講座准教授
- 2004 年　東京歯科大学口腔外科第一講座主任教授
- 2005 年　東京歯科大学口腔外科主任教授
- 2015 年　東京歯科大学口腔顎顔面外科学講座教授
- 2023 年　東京歯科大学名誉教授／口腔外科客員教授

日野出大輔（ひので　だいすけ）
- 1986 年　徳島大学歯学部歯学科卒業
- 1992 年　徳島大学歯学部附属病院予防歯科講師
- 1998 年　徳島大学歯学部予防歯科学講座助教授
- 2007 年　徳島大学歯学部口腔保健学科口腔保健基礎学講座教授
- 2008 年　徳島大学大学院ヘルスバイオサイエンス研究部口腔保健学講座口腔保健衛生学分野教授
- 2012 年　徳島大学大学院医歯薬学研究部口腔保健衛生学分野教授

埴岡　隆（はにおか　たかし）
- 1981 年　大阪大学歯学部卒業
　　　　　大阪大学歯学部予防歯科学講座助手
- 1990 年　テキサス大学オースチン校客員研究員
- 1993 年　大阪大学歯学部予防歯科学講座講師
- 1998 年　大阪大学歯学部予防歯科学講座助教授
- 2002 年　福岡歯科大学口腔保健学講座教授
- 2022 年　宝塚医療大学保健医療学部特別教授
- 2023 年　宝塚医療大学保健医療学部口腔保健学科教授

吉田　直之（よしだ　なおゆき）

- 1980 年　川崎医科大学医学部卒業
- 1989 年　結核予防会結核研究所附属病院（現複十字病院）呼吸器内科医員
- 1999 年　結核予防会複十字病院在宅医療室長
- 2004 年　結核予防会複十字病院地域医療部長
- 2009 年　結核予防会複十字病院呼吸ケアリハビリセンター長

飯田　真美（いいだ　まみ）

- 1981 年　岐阜大学医学部卒業
  岐阜大学第 2 内科勤務
- 1991 年　米国ジョンズホプキンス大学研究員
- 1993 年　岐阜大学循環呼吸病態学医師
- 2002 年　岐阜女子大学教授
- 2007 年　JA 岐阜厚生連中濃厚生病院総合内科部長
- 2011 年　地方独立行政法人岐阜県総合医療センター主任部長兼内科部長
- 2020 年　地方独立行政法人岐阜県総合医療センター副院長兼内科部長

望月友美子（もちづき　ゆみこ）

- 1978 年　東京大学薬学部卒業
- 1985 年　慶應義塾大学医学部卒業
- 1989 年　慶應義塾大学医学研究科修了（医学博士）
- 1995〜2002 年　国立公衆衛生院公衆衛生行政学部主任研究官
- 1996〜1999 年　厚生省保健医療局健康増進栄養課，同地域保健・健康増進栄養課併任
- 2002〜2005 年　国立保健医療科学院研究情報センター情報デザイン室室長
- 2005〜2007 年　世界保健機関本部たばこ規制部部長
- 2007〜2010 年　国立がんセンター研究所たばこ政策研究プロジェクトリーダー
- 2010〜2011 年　独立行政法人国立がん研究センター研究所たばこ政策研究・教育分野分野長
- 2011 年　独立行政法人国立がん研究センター研究所がん対策情報センターたばこ政策研究部部長
- 2011 年　厚生労働省医療技術参与

青山　旬（あおやま　ひとし）

- 1983 年　広島大学歯学部卒業
- 1987 年　広島大学大学院歯学研究科修了
- 1991 年　広島市衛生局中保健所，広島市衛生局環境保健部健康管理課
- 1994 年　国立公衆衛生院疫学部主任研究官
- 1998 年　厚生省統計情報部保健統計室兼任
- 2002 年　国立保健医療科学院口腔保健部主任研究官
- 2005 年　栃木県立衛生福祉大学校歯科技術学部長
  栃木県保健福祉部健康増進課主幹兼任（〜2013 年）
- 2021 年　明海大学保健医療学部非常勤講師

中村　正和（なかむら　まさかず）

- 1980 年　自治医科大学卒業
- 1982 年　大阪府立成人病センター調査部
- 1984 年　大阪府門真保健所保健予防課長
- 1987 年　大阪がん予防検診センター調査課長
- 1999 年　大阪がん予防検診センター調査部長
- 2001 年　大阪府立健康科学センター健康生活推進部長
- 2012 年　大阪がん循環器病予防センター予防推進部長
- 2015 年　公益社団法人地域医療振興協会ヘルスプロモーション研究センター長

田野　ルミ（たの　るみ）

- 1995 年　埼玉県立衛生短期大学歯科衛生学科卒業
- 2006 年　埼玉県立大学保健医療福祉学部助手
- 2007 年　埼玉県立大学保健医療福祉学部助教
- 2008 年　群馬大学大学院医学系研究科修了
- 2014 年　首都大学東京大学院都市環境科学研究科修了
- 2015 年　埼玉県立大学保健医療学部講師
- 2018 年　国立保健医療科学院生涯健康研究部主任研究官

大津　良恵（おおつ　よしえ）

- 1981 年　大阪府立看護短期大学卒業
  大学病院の病棟勤務
- 1986 年　沖電気工業株式会社入社（OKI グループ社員の健康管理業務に携わる）（〜2023 年）

北田　雅子
- 1992 年　岩手大学教育学部卒業
- 1994 年　筑波大学体育研究科修了（体育学修士）
- 2001 年　東北大学経済学研究科修了（経済学修士）
- 2004 年　札幌学院大学経営学部准教授
- 2010 ～ 2011 年　ドイツ国立がん研究所センター，WHO タバコ対策協力センターがん予防本部留学
- 2012 年　札幌学院大学経営学部教授
- 2015 年　札幌学院大学人文学部子ども発達学科教授

阿部　眞弓
- 1979 年　東北大学医学部卒業
- 1987 年　東京女子医科大学第一内科助手
- 1987 ～ 1989 年　米国カリフォルニア大学サンフランシスコ校（UCSF）客員研究員
- 1989 ～ 1991 年　コロンビア大学ハワードヒューズ医学研究所（HHMI）研究員
- 1994 年　東京女子医科大学病院に禁煙外来を開設
- 2000 年　東京女子医科大学医学部講師
  特定非営利法人禁煙ネット理事長
- 2004 年　東京農工大学准教授
  東京女子医科大学非常勤講師

中村　靖
- 1986 年　順天堂大学医学部卒業
  順天堂大学医学部産婦人科学教室入局
- 2006 年　順天堂大学助教授
- 2010 年　ルーベンカトリック大学客員研究員
- 2011 年　茅ヶ崎徳州会病院（現湘南藤沢徳州会病院）胎児科部長
- 2013 年　胎児クリニック東京院長
- 2015 年　FMC 東京クリニック院長

【編者略歴】

尾﨑　哲則（おざき　てつのり）

1983 年	日本大学歯学部卒業
1987 年	日本大学大学院歯学研究科修了
1998 年	日本大学助教授
2002 年	日本大学歯学部医療人間科学教室教授
	日本大学歯学部附属歯科衛生専門学校校長（～ 2011 年）
2022 年	日本大学講師
2023 年	日本大学客員教授

埴岡　隆（はにおか　たかし）

1981 年	大阪大学歯学部卒業
	大阪大学歯学部予防歯科学講座助手
1990 年	テキサス大学オースチン校客員研究員
1993 年	大阪大学歯学部予防歯科学講座講師
1998 年	大阪大学歯学部予防歯科学講座助教授
2002 年	福岡歯科大学口腔保健学講座教授
2022 年	宝塚医療大学保健医療学部特別教授
2023 年	宝塚医療大学保健医療学部口腔保健学科教授

歯科衛生士のための
禁煙支援ガイドブック

ISBN 978-4-263-42190-1

2013 年 3 月 20 日　第 1 版第 1 刷発行
2024 年 1 月 20 日　第 1 版第 5 刷発行

編　者　尾﨑　哲則
　　　　埴岡　　隆
発行者　白石　泰夫
発行所　医歯薬出版株式会社

〒113-8612　東京都文京区本駒込 1-7-10
TEL.（03）5395-7638（編集）・7630（販売）
FAX.（03）5395-7639（編集）・7633（販売）
https://www.ishiyaku.co.jp/
郵便振替番号 00190-5-13816

乱丁，落丁の際はお取り替えいたします　　印刷・木元省美堂／製本・榎本製本

Ⓒ Ishiyaku Publishers, Inc., 2013. Printed in Japan

本書の複製権・翻訳権・翻案権・上映権・譲渡権・貸与権・公衆送信権（送信可能化権を含む）・口述権は，医歯薬出版㈱が保有します．
本書を無断で複製する行為（コピー，スキャン，デジタルデータ化など）は，「私的使用のための複製」などの著作権法上の限られた例外を除き禁じられています．また私的使用に該当する場合であっても，請負業者等の第三者に依頼し上記の行為を行うことは違法となります．

JCOPY ＜出版者著作権管理機構　委託出版物＞

本書をコピーやスキャン等により複製される場合は，そのつど事前に出版者著作権管理機構（電話 03-5244-5088，FAX 03-5244-5089，e-mail：info@jcopy.or.jp）の許諾を得てください．